DER MEDIZINISCHEN POLIKLINIK DER UNIVERSITÄT MARBURG
DIREKTOR: PROFESSOR DR. KLEWITZ

GASSTOFFWECHSELUNTERSUCHUNGEN BEI ANGESTRENGTER KÖRPERLICHER ARBEIT IN DER HÖHE

INAUGURAL-DISSERTATION

ZUR ERLANGUNG DER

DOKTORWÜRDE

IN DER

MEDIZIN, GEBURTSHILFE UND CHIRURGIE

DER

MEDIZINISCHEN FAKULTÄT DER UNIVERSITÄT MARBURG

VORGELEGT VON

FRITZ STÄHLER

MEDIZINALPRAKTIKANT AUS SIEGEN

SPRINGER-VERLAG BERLIN HEIDELBERG GMBH 1929

Angenommen von der Medizinischen Fakultät Marburg

am 30. Juli 1929

Gedruckt mit Genehmigung der Fakultät

Referent: Prof. Dr. *P. Schenk*.

ISBN 978-3-662-31382-4   ISBN 978-3-662-31587-3 (eBook)
DOI 10.1007/978-3-662-31587-3

Sonderdruck aus „Zeitschrift für die gesamte experimentelle Medizin"
Bd. 67, Heft 1/2.

Inhaltsangabe.
I. Einleitung.
II. Unser Untersuchungsverfahren.
   Die Versuchsanordnung.
   Die Versuchspersonen.
   Das Training.
III. Ergebnisse.
   1. Das Verhalten des morgendlichen Stoffumsatzes während des Skikurses.
   2. Die Wirkung großer Einzelleistungen in Gestalt von Wettkämpfen und Gipfelbesteigungen auf dem Umsatz.
   3. Das Verhalten des respiratorischen Quotienten.
   4. Beobachtungen des Pulses.
   5. Das Bild der Atmung.
   6. Die Beeinflussung der Körpertemperatur und des Körpergewichtes durch die Anstrengungen.
IV. Besprechung der Gesamtwirkung des Kurses.
V. Zusammenfassung.

I. Einleitung.

Die ersten Gasstoffwechseluntersuchungen bei körperlicher Arbeit stellte *Lavoisier* im Jahre 1789 an. Nach ihrem allzufrühen Abbruch wurden erst von *Mosler* 1853 und von *Draper* 1856 einige Untersuchungen über den Einfluß der Arbeit auf den menschlichen Eiweißstoffwechsel unternommen. Bald darauf, am 9. März 1858, begannen die umfangreichen Untersuchungen des praktischen Arztes *Carl Speck* im nassauischen Landstädtchen Straßebersbach, der zunächst die Veränderungen der Harnzusammensetzung durch körperliche Arbeitsleistungen genau verfolgte und dann mit einem selbstgebastelten Respirationsapparat 34 Jahre lang derart grundlegende Gasstoffwechseluntersuchungen anstellte, daß man ihn als den *ersten Arbeitsphysiologen* bezeichnen muß.

Ich möchte hier nur kurz darauf hinweisen, daß *Speck* es war, der als erster die *Lavoisier*schen Versuche erweiterte und immer wieder nach anstrengender körperlicher Arbeit außer vermehrter Atmung erhöhten Sauerstoffverbrauch und erhöhte Kohlensäureausscheidung beobachtete, — der zuerst sah, daß der respiratorische Quotient nach einer Leistung erheblich steigt und danach oft unter den Ruhewert fällt und diese Erscheinung als Folge einer Kohlensäureauswaschung bzw. Einsparung erklärte, — der als erster die *Nach*wirkung einer Anstrengung erkannte und bis zu 40 Minuten nach der Arbeit, ja sogar am folgenden Morgen eine Umsatzerhöhung feststellte, — der damals schon die Wirkung der Nahrungsaufnahme, der geistigen Arbeit, der statischen Arbeit, der Wärme, der Kälte, des Sauerstoffmangels, einer vermehrten Kohlensäurezufuhr auf die Umsatzhöhe in einer Weise klärte, die durch die Forschungsergebnisse der jüngsten Zeit fast restlos bestätigt wurde, — der seine Aufmerksamkeit sogar dem Einfluß von Alter, Geschlecht und Jahreszeiten auf den Stoffwechsel zuwandte und zuletzt Krankheiten wie Fettsucht, Herzfehler, Emphysem und Tuberkulose der Lungen und deren Beeinträchtigung des Gaswechsels untersuchte.

Die Ergebnisse dieser Versuche *Specks* sind um so höher zu bewerten, als sie völlig neuartig waren, teilweise der Ansicht aller wissenschaftlichen Forscher jener Zeit entgegenliefen, in ihren Grundzügen aber schon alles das klar enthielten, was heute nach 60—70 Jahren auf Grund zahlreicher späterer Arbeiten allgemein anerkannt ist [1].

Etwa zur selben Zeit wie *Speck* (1859) hatte auch der Engländer *Smith* eine erhebliche Steigerung der Kohlensäureausscheidung — bei gleichbleibender Harnstoffabgabe — während der Muskelarbeit beobachtet.

Die bald darauf von *Voit* und von *Pettenkofer* unternommenen sowie die um 1890 von *Pflüger* durchgeführten Versuche bezogen sich im wesentlichen nur auf die Stickstoffausscheidung des arbeitenden Hundes.

1891 fand *Katzenstein* den respiratorischen Quotienten nach Muskelarbeit erhöht, was noch im selben Jahre von *Loewy* bestätigt wurde. Später (1901) beobachteten *Zuntz* und *Schumburg* eine bis zu einer Stunde anhaltende Steigerung des Gaswechsels nach Gepäckmärschen. Erst in jüngster Zeit wieder — beeinflußt durch die wachsende Pflege der Leibesübungen — beschäftigten sich zahlreiche Arbeiten mit dem Einfluß der Muskeltätigkeit auf den Stoffumsatz.

Die Arbeiten von *Hill* und seinen Mitarbeitern lehrten uns den großen Einfluß des mit der Muskelverkürzung verknüpften Freiwerdens von Milchsäure auf unseren Gasstoffwechsel *während* und *nach* der Arbeitsleistung.

---

[1] Eine eingehende Würdigung der *Speck*schen Arbeiten gibt *Schenk* in der Münch. med. Wschr. 1928, Nr 46 und in den Verhandlungen der Gesellschaft zur Beförderung des ges. Nat. zu Marburg, 1928, Dezember-Heft (Gedächtnisrede: „Die Begründung der modernen Sport- und Arbeitsphysiologie durch den praktischen Arzt *Carl Speck* in Dillenburg", anläßlich der 100. Wiederkehr seines Geburtstages gehalten); s. Marburger Sitzgsberichte **63**, H. 9, Berlin: Otto Elsner 1929.

Herxheimer fand 1926 nach sportlicher Arbeit längere Zeit den Umsatz erhöht, desgleichen *Full* und *Wenzig* (1927) nach Gepäckmärschen. *Brechmann* bestätigte 1927 das schon von *Speck* beschriebene Steigen des respiratorischen Quotienten mit darauffolgender Einsparung von Kohlensäure nach anstrengenden Leistungen.

Auch die Wirkung *planmäßiger* körperlicher Arbeit, insbesondere des körperlichen *Trainings*, wurde vielfach untersucht. Die meisten Autoren wie *Herxheimer*, *Jaquet* u. a. nehmen an, daß das Training den Grundumsatz *erhöht*. Es wurden Steigerungen bis zu 15% gefunden, die an Ruhetagen auf 6% sanken. Jedoch scheint die Frage des Trainingseinflusses noch nicht endgültig geklärt zu sein; *Zuntz* und *Schumburg* errechneten 1901 nach Märschen einen Ruheumsatz, der demjenigen ohne vorhergehende Arbeit *völlig gleich* war, und der Amerikaner *Schneider* beobachtete 1927 sogar, daß der Grundumsatz im Training *sank*.

Über den Einfluß der Arbeit *in der Höhe* auf den Stoffumsatz haben vor allem die Untersuchungen von *Durig, Zuntz, Loewy, v. Schroetter, Grober, Kestner, Winterstein, Barcroft* und die zu gleicher Zeit wie die unsrigen bei den zweiten olympischen Winterspielen in St. Moritz vorgenommenen bereits manchen wertvollen Aufschluß gegeben.

Es fehlten jedoch noch *Untersuchungen* an einer größeren Zahl von Menschen darüber, *wie sich der morgendliche Ruheumsatz in einem zusammenhängenden scharfen Training in der Höhe verhält*, einem Training, wie es in den oft im Gebirge veranstalteten Ausbildungskursen für Sportlehrer stattfindet. Gelegentlich eines vom Institut für Leibesübungen durch Prof. Dr. *Jaeck* veranstalteten Skikurses der Universität Marburg vom 3. bis 28. März 1928 in Riezlern im Allgäu bot sich mir die Gelegenheit zu solchen Untersuchungen. Es konnte dort die Wirkung einer längeren planmäßigen Folge bis zum äußersten gesteigerter Anstrengungen in Höhen von 1100—2500 m auf den Verlauf des Umsatzes beobachtet werden. Gleichzeitig bot sich dabei die Gelegenheit, das Verhalten des Pulses, der Atmung, der Harnzusammensetzung usw. zu verfolgen und auch Beobachtungen über die Erholung von einzelnen anstrengenden Leistungen anzustellen.

Im folgenden soll zunächst von den im Gebirge festgestellten Ergebnissen berichtet werden und im Anschluß daran in Teil III unserer Arbeit von einigen Versuchen, die ich zur Klärung und Sicherstellung mancher Fragen später in Marburg angestellt habe.

II. Unser Untersuchungsverfahren.

Für die Gaswechselbestimmungen wählten wir den Apparat von *Knipping*. Die bei ihm verwandte volumetrische Gasanalyse ist sehr handlich und die mit ihm gemessenen Werte sind zuverlässig und haben den großen Vorteil, daß sie sich infolge der gleichzeitigen Atemschreibung später jederzeit nachprüfen lassen. Gleichzeitig bieten die so gewonnenen Atemkurven ein sehr aufschlußreiches Bild über die Veränderungen des Atemtypus durch Arbeitsleistungen oder vegetative Umstellung. Sehr wertvoll ist ferner die durch die gleichzeitige Atemschreibung ermöglichte sofortige Beurteilung des Zustandes und des Verhaltens der untersuchten Person. Innere Unruhe sowie infolge mangelhafter Übung oder schlechten Willens ungleichmäßiges Atmen verraten sich sofort.

Der einzige Nachteil des Apparates ist — neben seinem großen Umfang und den daraus sich ergebenden Beförderungsschwierigkeiten — seine Abhängigkeit vom elektrischen Strom. So wurden die Versuche im Gebirge oft durch Schwankungen oder Aussetzen des Stromes gestört, ja sogar tagelang verhindert, so daß die Zahl der geplanten Analysen erheblich geringer wurde.

Die Versuche dauerten je 10 Minuten (Stoppuhr) und wurden morgens nüchtern angestellt. Dazu kamen die Versuchspersonen (V.P.) gleich aus dem Bett ohne jede Anstrengung auf ein weiches und bequemes Liegebett neben dem Apparat, wo sie bis zum Beginn des Versuches noch mindestens eine Viertelstunde lagen — oft noch im Halbschlaf — um die Wirkung des Aufstehens abklingen zu lassen.

Als Chemikalien wurden von *Merck* in Darmstadt für *Knipping*-Apparate besonders hergestellte Schwefelsäure und kohlensäurefreie Kalilauge benutzt und zur Atmung Sauerstoff von *Lindes* Eismaschinenfabrik in Höllriegelskreuth verwandt, die von den genannten Firmen in äußerst liebenswürdiger Weise kostenlos zur Verfügung gestellt wurden.

Die Tagesumsatzhöhe wurde aus dem Sauerstoffverbrauch und dem respiratorischen Quotienten (RQ) errechnet, indem der im 10-Minutenversuch gewonnene Sauerstoffwert in Litern mit einem zu jedem RQ gehörigen „Calorienfaktor" *(Knipping)* vervielfacht wurde. Der Umsatz lautet dann auf kg-Cal in 24 Stunden. Ich folge hierbei einem allgemeinen Brauch, bin mir aber wohl bewußt, daß dieser Wert infolge der — von *Scharling* 1842 zuerst festgestellten — Schwankungen der Umsatzgröße während des *Tages*ablaufes den wirklichen Wert nur annähernd bezeichnet.

Die größte Sorge mußte die sein, daß die V.P. absolut ruhig lagen und daß jede Störung während des Versuches ferngehalten wurde. Denn die kleinste psychische Erregung durch Öffnen der Zimmertüre, Anreden, Pulsfühlen usw. macht sich sofort in einer Veränderung des Atemtypus und in einer Umsatzsteigerung bemerkbar. Deshalb wurde als Versuchsraum ein ruhig gelegenes freundliches Zimmer gewählt. Niemals wurde im Versuch der Puls an der Radialis *gefühlt*, sondern die V.P. entblößte vor dem Versuch den Hals, damit der Puls an den Halsschlagadern zu *sehen* war.

Die Versuchspersonen.

Die V.P. waren vor Beginn des Kurses in Marburg aus einer großen Zahl von Kursteilnehmern nach ihrer Geeignetheit für den Knippingapparat sorgfältig ausgewählt worden: 8 Herren und 2 Damen. Es wurde Wert darauf gelegt, die Untersuchungen zum Vergleich auch auf das weibliche Geschlecht auszudehnen. Die

Tabelle 1.

Name	Alter	Körpermaße							Umsätze in kg-		
		Gewicht kg (Mbg.)	Länge cm	Oberfläche (Du Bois) qm	Brustumfänge			Soll- (Benedict)	Soll- pro qm	Soll- pro kg
					max.	mittl.	min.			
St.	23	70	175	1,851	99	88	82	1750	945	25,0
Mü.	25	52	160	1,525	91,5	86	81,5	1414	927	27,2
Wi.	31	71	181	1,895	101	96	91,5	1740	918	24,5
Ho.	31	60	162	1,648	92	86	82	1500	910	25,0
Sch.	$19^1/_2$	72	172,5	2,090	100	95	90	1797	860	25,0
Br.	22	71	175	1,863	96	92	85	1771	951	24,9
Sa.	19	66	179,5	1,819	96	92	87	1795	987	27,2
Ke.	29	80	179	2,001	104	99	96	1867	933	23,3
Frl. Cl.	18	79	173	1,954	98	92,5	89	1688	864	21,4
Frl. W.	26	54	150	1,504	90,5	86	81	1330	884	24,6

große Zahl von im ganzen 10 Personen wurde vorgesehen, weil erfahrungsgemäß bei scharfem Training immer einige Leute ausfallen — zumal beim Skilauf Zufälle und Verletzungen keine Seltenheit sind.

Nach ihrem Trainingszustand waren die V.P. so ausgewählt, daß die Hälfte (4 Herren und 1 Dame) sich zur Zeit des Versuchsbeginnes im Training befand und die andere Hälfte nicht (Tab. 1). Im allgemeinen waren *alle* sportgewandte Personen von 18—31 Jahren. Gute Skiläufer waren außer dem Skilehrer Ke. noch St., Mü., Ho. und Frl. W. Die übrigen kamen als Anfänger bzw. mit geringer Vorübung in den Kurs.

Das Mittel des in Marburg gemessenen Ruheumsatzes lag bei allen V.P. sehr nahe an den von *Benedict* für unseren Sollumsatz aufgestellten Mittelwerten; bei Wi. (— 6,8%), Sch. (— 2,9%), Br. (— 2,0%) und Sa. (— 4,6%) sogar darunter. Lediglich Ho. (+11,5%) und Frl. W. (+11,2%) weisen eine über die normalen Grenzen von + —5% *(Knipping)* hinausgehende Erhöhung gegenüber dem Sollumsatz auf, die sich bei Ho. — einem Turn- und Sportlehrer — durch seine häufigen körperlichen Übungen erklären läßt.

Als *Einheimischer* stellte sich in dankenswerter Weise Herr Berufsskilehrer und Bergführer Keßler zur Verfügung. Der Ruhewert von Ke. ist in Riezlern während seines Trainings bestimmt. Ke. ist als Berufsskilehrer im Winter dauernd stark im Training. Vielleicht ist darauf die bei ihm stets gleichbleibende Erhöhung um 23,5% gegenüber dem Sollumsatz zurückzuführen. Sonstige Gründe wie innere Unruhe während des Versuches oder krankhafte Umsatzsteigerung wie beim M. Basedowii u. dgl. bestanden bei ihm keinesfalls. Es handelt sich um einen außerordentlich kräftigen, leistungsfähigen Menschen.

Bei Wi. fehlt der Ruhewert vor dem Training; dafür ist derjenige des Nachversuches verwertet.

Zum Vergleich wurden die Umsätze außerdem auf den Quadratmeter Körperoberfläche und auf das Kilogramm Körpergewicht verrechnet. Die Oberfläche berechnete ich nach der Formel von *Du Bois* und *Du Bois*:

$$O\ (qcm) = 167,2 \cdot \sqrt{\text{Gew (kg)}} \cdot \sqrt{\text{Länge (cm)}}$$

Das Training.

Die Art der täglichen Arbeit und der Trainingsplan sind für die Beurteilung solcher Versuche von größter Wichtigkeit. Es kam mir

Die Versuchspersonen.

Calorien pro 24 Std.			Trainingszustand zu Beginn der Untersuchungen
Mbg. Ruhe- (mittel)	Mbg. Ruhe- pro qm	Mbg. Ruhe- pro kg	
1761	951	25,2	früher viel Sport, jetzt mäßig trainiert
1430	938	27,5	nicht trainiert
1621	*859*	*22,9*	nicht trainiert
1672	1015	27,9	sehr stark trainiert (Sportlehrer)
1744	835	24,2	mäßig trainiert
1723	925	24,3	nicht trainiert
1711	941	25,9	nicht trainiert
2305	*1152*	*28,8*	sehr stark trainiert (Skilehrer aus Riezlern)
1735	888	22,0	mäßig trainiert
1479	983	27,4	nicht trainiert

besonders darauf an, die Wirkung einer *zusammenhängenden* Folge von *sehr anstrengenden* Leistungen zu beobachten. Dafür bot dieser Kurs, der in der Hauptsache der Ausbildung von Sportlehrern diente, volle Gewähr.

Ein Blick auf die Reihe der Leistungszeichen in Tab. 2 zeigt, wie Wettkämpfe mit ganztägigen Gipfelbesteigungen abwechselten, wobei zu bemerken ist, daß die beiden offiziellen „Ruhetage" ebenfalls zu einem emsigen Auf und Ab an den Übungshängen benutzt wurden. An Gipfeln wurden bestiegen: Hellekopf, Kanzelwand, Hoher Ifen und Widderstein mit Höhenunterschieden von 1000—1500 m; Leistungen, die um so schwieriger waren, als durchweg erst lange Talanmärsche nötig waren und oft sehr schwierige Schneeverhältnisse herrschten. Als Wettkämpfe wurden ausgetragen die Skimeisterschaften der Universität Marburg und ein Wettkampf gegen die Universität Frankfurt. An den übrigen Tagen wurde vormittags und nachmittags je drei Stunden an den Hängen geübt, kurz — man war täglich von früh bis spät, außer in den Essenspausen, ständig auf Skiern und ständig in Bewegung.

Wegen der großen Bedeutung von Größe und Art der Leistung für die Beurteilung derartiger Versuche lasse ich hier in Stichworten kurz die nötigsten Angaben über die durchgeführten Gipfelbesteigungen und Wettkämpfe folgen:

Tabelle 2. *Der morgendliche Ruheumsatz (RU.) während des 14tägigen Skitrainings.*

	St.		Mü.		Wi.		Ke.	
	Cal.	%	Cal.	%	Cal.	%	Cal.	%
Sollumsatz (Benedict)..	1750	—	1414	—	1740	0	1867	0
Mittl. RU. in Mbg. *vor* dem Training	1761	0	1430	0	—[1]	—	—[1]	—
RU. in Riezlern am:								
3. 3.	1635	— 7,2	1504	5,2				
4. 3. ○								
5. 3. +								
6. 3. ↑	1897	7,7			2040	17,2		
7. 3. +	1871	6,2			2154	23,7		
8. 3. ╪								
9. 3. ╪			1879	31,4				
10. 3. ↑			1645	15,0			2305	23,5
11. 3. ○	1816	3,1	1629	13,9			2297	23,0
12. 3. ╪	1889	7,3	1748	22,2				
13. 3. ↑					1884	8,3		
14. 3. ╪					1990	14,4		
15. 3. +								
16. 3. ╪								
17. 3. ↑								
18. 3.	1810	2,3	1722	20,4	1954	12,3	2267	21,9
Mittl. RU. in Mbg. *nach* dem Training	1626	— 7,7	1424	— 0,4	1621	— 6,8		

Es bedeutet: ○ = Ruhe, außer kleinen Übungen. + = scharfes Training. Abschnitt „Training".)

---

[1] Da der Marburger Ruhewert fehlt, ist die %-Steigerung auf den Sollumsatz
[2] Der Wert ist geklammert, weil Sch. schon wieder im Training war.

Gipfelbesteigungen.

Tour 1 (am 6. 3.). Schwarzwasserhütte—Hellekopf (2200 m): 1000 m Höhenunterschied, im ganzen 10 Stunden auf Skiern. Schlechter Schnee, Nebel, keine Sonne, kalte Luft.

Tour 2 (am 10. 3.). Kanzelwand (2100 m): 1000 m Höhenunterschied, im ganzen 7 Stunden auf Skiern. Zurück Umweg über Hirschberg; Pappschnee, viel Sonne, bei Abfahrt Nebel.

Tour 3 (am 13. 3.). Hoher Ifen (2350 m): 1200 m Höhenunterschied, im ganzen 10 Stunden auf Skiern. $5^1/_2$ Stunden Aufstieg, $1^1/_2$ Stunden Rast, $3^1/_2$ Stunden Abstieg. Abfahrt im Bruchharsch. Viel Sonne, kalte Ostluft. Nachmittags Nebel.

Tour 4 (am 17. 3.). Widderstein (2500 m): 1400 m Höhenunterschied, im ganzen 14 Stunden unterwegs. Zwei Stunden Fußanmarsch im Tal, 1000 m Höhe auf Skiern zu überwinden, eine halbe Stunde Rast, 500 m Höhe klettern, eine Stunde Gipfelrast, bei Abfahrt Bruchharsch. Viel Sonne, trockene Ostluft. Erste Winterbesteigung des Widdersteins!

Wettkämpfe.

Tag 1 (am 8. 3.). Vormittags Abfahrtslauf über 1 km. Nachmittags 4 stündige Tour nach Schönblick.

Zum Vergleich die mittleren Ruhewerte vor und nach dem Training, sowie der Sollumsatz.

Sch.		Ho.		Sa.		Br.		Frl. Cl.		Frl. W.	
Cal.	%	Cal.	%	Cal.	%	Cal.	%	Carl.	%	Cal.	%
1797	—	1500	—	1795	—	1771	—	1688	—	1330	—
1744	0	1672	0	1711	0	1723	0	1735	0	1479	0
2184	25,2	1307	—21,8	1790	4,6	2065	19,9	1864	5,1		
				1872	9,4	2128	23,5	1927	11,1		
1981	13,6	1862	11,4	1928	12,7	2018	17,1	1656	—4,6	1568	6,0
2037	16,8	1542	—7,8							1492	0,9
2062	18,2	1766	5,6	1989	16,3	1899	10,2	1797	3,6		
$(1832)^2$	5,0	1659	—0,8								

✢ = Wettkämpfe. ↑ = Gipfeltour. (Näheres über Touren und Wettkämpfe siehe

bezogen.

Tag 2 (am 9. 3.). Vormittags Langlauf über 1 km. Nachmittags 4½stündige Tour zum Heubergsattel.
Tag 3 (am 12. 3.). Vormittags Langlauf über 5 km. Nachmittags Abfahrtslauf über 5 km, dazu 2½ stündiger Aufstieg.
Tag 4 (am 14. 3.). Vormittags Sprunglauf, nachmittags 3 stündige Tour zur Naturbrücke.
Tag 5 (am 16. 3). Wettkampf gegen Universität Frankfurt: Weg zur Kampfbahn hin und zurück 2½ Stunden. Abfahrtslauf über 3 km, dazu einstündiger Aufstieg.

Das ganze Training mit allen Wettkämpfen und Gipfeltouren durchgehalten haben die ersten 4 V.P. (St., Mü., Wi., Ke.) der Tab. 1. Die von ihnen stammenden Ergebnisse können somit am höchsten bewertet werden. Bei Ho. nahm gleich in Riezlern die Atemzahl derart stark ab (bis auf 2,8 Atemzüge in der Minute), daß die Abgrenzung des Minutenvolumens ungenau wurde. Seine Umsatzwerte erscheinen auch dementsprechend unwahrscheinlich sprunghaft und können nur mit Einschränkung benutzt werden. Sch., Sa. und Frl. Cl. konnten als Anfänger nicht alles mitmachen; trotzdem bestand für sie eine sich steigernde große körperliche Beanspruchung. Br. mußte vom 6. 3. und Frl. W. vom 9. 3. ab wegen einer Verletzung der Ruhe pflegen, während Frl. Cl. am 8. und 9. 3. auf Grund einer Erkältung aussetzen mußte.

III. Ergebnisse.

Die Ergebnisse der gesamten Untersuchungen sind aus den Hauptlisten zu ersehen. In Tab. 2 sind die vormittags gemessenen Umsatzhöhen mit ihrer Steigerung (in %) gegen den Ruheumsatz in Marburg gesondert dargestellt, im Zusammenhang mit einer bildlichen Wiedergabe der Trainingsweise.

Das *Training* in der Höhe hat durchweg, auch bei den beiden Damen, eine zum Teil sehr hohe Steigerung des morgendlichen Ruheumsatzes zur Folge, die sofort abfällt, wenn Ruhe eintritt (s. Br. vom 6. 3. ab, Frl. W. vom 9. 3. ab und Frl. Cl. vom 7. bis 10. 3.). Die Steigerung beträgt im Mittel 20% bei den 8 Herren und 9% bei den 2 Damen; im Höchstfalle 31,4% (Mü.) bzw. 11,5% (Frl. Cl).

Mit Absicht ist hier *nicht* vom *Grund*umsatz die Rede, da es sich ja bei unseren Werten nicht um Erscheinungsformen des Grundumsatzes handeln *kann*, sondern aller Wahrscheinlichkeit nach um noch innerhalb der Erholungszeit gemessene Umsatzhöhen (s. Abb. 2). Dauert der Ablauf einer Erholung so lange, daß vor ihrem Ende schon wieder eine neue Leistung stattfindet, dann läßt sich während einer solchen zusammenhängenden Arbeitsperiode, wie sie ja jedes *wirkliche* Training darstellt, *überhaupt nicht der Grundumsatz feststellen!* Wenn also gesagt wird: „Das Training *erhöht* den *Grund*umsatz" (*Jaquet, Herxheimer* u. a.), so scheint mir das folgender Klarstellung zu bedürfen:

Die Verfasser haben, wie aus ihren Listen hervorgeht, nicht den wirklichen Grundumsatz im Training erhöht gefunden, sondern sie haben lediglich erwiesen, daß während einer zusammenhängenden Folge von täglichen großen Leistungen der täglich vormittags nüchtern, bei völliger Ruhe gemessene Umsatz *noch* erhöht war. Dieser Befund sagt noch nichts über die *Ursache* dieses erhöhten Wertes; er könnte die Folge einer allgemein gesteigerten Zelltätigkeit sein, jedoch auch die Aufarbeitung der während der großen Leistungen liegengebliebenen Spaltprodukte und die Wiederauffüllung der Fibrillenbestände zur Ursache haben. Im letzten Falle wäre nicht die allgemeine Umsatzsteigerung, sondern der Grad der *augenblicklichen Nach*wirkung bei den morgendlichen Untersuchungen bestimmt worden — schon *Speck* erkannte ihre meist nicht erwartete lange Dauer.

Ob der *Grund*umsatz erhöht oder aber erniedrigt ist, läßt sich erst *nach Ablauf des Trainings* feststellen. Dabei setze ich für den Begriff „Grundumsatz" voraus, daß es sich um einen Umsatz handelt, der nach völligem Abklingen jeder Leistungsfolge festzustellen ist.

Es scheint mir sogar oft so, als ob das Training den wahren Grundumsatz *erniedrigte,* fand ich doch bei *allen* nach restlosem Abklingen der Arbeitsfolgen angestellten Untersuchungen (Tab. 2) einen Umsatz, der *unter* demjenigen vor dem Training lag (—7,7%/$_0$ bis — 0,4%/$_0$). Auch bei Frl. Cl. ist nach zweitägiger Ruhe ein Sinken unter ihren sonstigen Ruhewert zu beobachten (— 4,6%/$_0$). Eine Ausnahme bildet nur Sch., der sich aber zur Zeit der Nachversuche schon wieder seit einer Woche im Rudertraining befand.

Leider ist die Zahl der nach dieser Richtung gehenden Versuche noch zu gering, um schon jetzt mit Bestimmtheit sagen zu können, daß das Training den wahren Grundumsatz erniedrigt. Jedoch hat kürzlich auch der Amerikaner *Schneider* bei leichtem Training (Fußball, Tennis) an zwei Personen den Grundumsatz erniedrigt gefunden, während drei andere keine Veränderung aufwiesen. Die Tatsache, daß es ein leichteres Training war, spricht für die Richtigkeit meiner Annahme: es war bei den geringeren Anstrengungen bis zum nächsten Morgen wahrscheinlich jedesmal die Erholung beendet, so daß bei drei V.P. immer dieselben Werte gefunden wurden, während zwei andere infolge der Übung allmählich ein Sinken des Grundumsatzes aufwiesen.

In Abb. 1 sind die morgendlichen Ruheumsätze der V.P., welche die zwei Arbeitswochen im Zusammenhang durchgehalten haben, kurvenmäßig nach ihrer Prozentsteigerung dargestellt. Sie veranschaulicht neben der starken Steigerung und dem folgenden Sinken des Umsatzes unter den Vorversuchswert auch eine gewisse Neigung zum Sinken der Werte in der zweiten Woche. Das wird noch deutlicher, wenn man bedenkt, daß die Besteigung des Widderstein von Riezlern aus am 17. 3. eine ganz außerordentliche Anstrengung darstellte: der Widderstein war nach Angabe der Bevölkerung im Winter auf Skiern noch nie bestiegen worden; es waren zwei Stunden Talanmarsch, dann 1000 m Höhenunterschied auf Skiern zu bewältigen, zuletzt 500 m Höhenunterschied zu klettern. Im ganzen waren wir 14 Stunden mit nur anderthalb Stunden Rast unterwegs und abends nach Rückkehr gab es noch etwas — Tanz! Ferner war infolge später Rückkehr die Nachtruhe kürzer als sonst.

Die Neigung der Umsatzwerte zum allmählichen Absinken erklärt sich durch Gewöhnung an die Höhe, größere Übung und wahrscheinlich

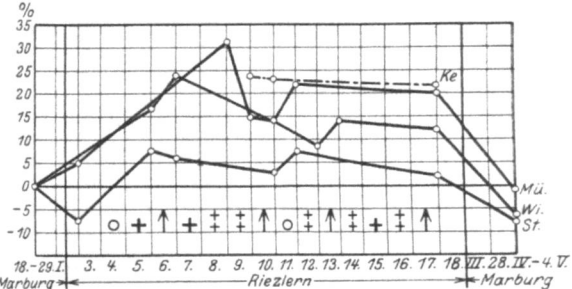

Abb. 1. Werte des *morgendlichen Ruheumsatzes* (%-*Steigerung*) der 3 V.P.: Mü, Wi, St, die das Training vom 3.—18. 3. gleichmäßig durchgehalten haben. Zum Vergleich auch Skilehrer Ke (Einheimischer).

○ = Ruhe, außer kleinen Übungen
+ = scharfes Training
‡ = Wettkämpfe
▲ = Gipfeltour

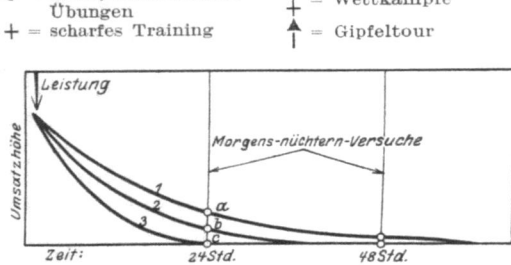

Abb. 2. *Schematische Erholungskurven* zur Darstellung des Absinkens des durch schwere Trainingsarbeit erhöhten morgendlichen Ruheumsatzes infolge Abkürzung der Erholungszeit.

aus einer Abkürzung der Erholungszeiten. Die letztgenannte Möglichkeit zeigt Abb. 2. Angenommen, es sei bei täglich gleichstarker Leistung: 1 eine Erholungskurve in den ersten, 2 und 3 dieselbe in immer späteren Arbeitstagen, dann würde bei Abkürzung der Erholungszeit der im Trainings*beginn* gemessene morgendliche Umsatz a noch sehr hoch, b schon tiefer liegen, c dagegen würde wieder dem üblichen Ruhewert entsprechen usw.

Daß durch das Training die Erholungszeiten abgekürzt werden können, ist von *Durig, Kaup, Liebenow* u. a. schon gezeigt worden.

Die Wirkung großer Einzelleistungen.

In Tab. 3 ist der Ablauf der Erholung von einigen anstrengenden Einzelleistungen zu verschiedenen Zeiten des Trainings dargestellt.

Die aus den nicht morgens, sondern bald nach einer Anstrengung angestellten Untersuchungen errechneten Calorienwerte sind durch anderen Druck — Kursivzahlen — kenntlich gemacht, weil es nicht sicher ist, ob unter den veränderten Gaswechselverhältnissen nach Muskelarbeit eine Zahl, die durch Vervielfältigung des O-Wertes mit einem zu dem errechneten RQ gehörigen ,,Cal.-Faktor" gewonnen wurde, auch wirklich der Höhe des zu dieser Zeit herrschenden Umsatzes entspricht. Der Faktor ist berechtigt beim ruhenden Menschen und solange der RQ nicht allzu großen Schwankungen unterliegt. Solche sind im Verlauf des Arbeitsvorganges jedoch nicht selten. Hinzu kommt, daß der 10-Minutenbefund nach einer Arbeit ja eine ganz vorübergehende Erscheinung ist und eigentlich gar nicht auf eine länger dauernde Zeit umgerechnet werden dürfte. Es geschah dies hier *nur* zur besseren Veranschaulichung des Arbeitseinflusses.

Bei Mü. ist der am 9. 3. vormittags gemessene O-Verbrauch infolge der Anstrengungen an den Vortagen stark erhöht. Wie aus den Listen 5 und 6 hervorgeht, wurden an diesem Morgen in der Minute 246 ccm Sauerstoff verbraucht statt 215. Nach einem Langlauf über 5 km (Wettkampftag 1) während des Vormittags steigt er weiter an, fällt aber dann trotz einer vierstündigen Nachmittagstour unter den Vormittagswert und bis zum nächsten Morgen noch weiter ab. Jetzt erreicht er nach einer ganztägigen Gipfelbesteigung (Tour 2) nicht einmal mehr die Höhe des Vortagsruhewertes, um bis zum nächsten Morgen noch weiter zu sinken. Zeitlich fällt dieses merkwürdige Absinken mit dem ersten Auftreten einer ausgeprägten respiratorischen Arrhythmie und mit dem Beginn sehr niedriger Pulszahlen zusammen (vgl. Hauptliste 1).

Wi. kam von seiner ersten Gipfeltour am 6. 3. (Tour 1) *völlig erschöpft* zurück und wies bei der sofortigen Untersuchung zu meiner Überraschung einen bedeutend *geringeren* O-Verbrauch auf als am Morgen vorher nüchtern in Ruhe. Der RQ betrug 1,18. Nach einer Stunde tiefen Schlafes stieg plötzlich sein O-Bedürfnis außerordentlich an, während der RQ auf 0,58 sank. Am nächsten Morgen war der Vortags-Ruhewert noch nicht wieder erreicht.

Der auffallend niedrige O-Verbrauch kann seine Begründung in dem Erschöpfungszustand haben. Die *Atmung* ist merkwürdigerweise sofort nach der Tour wie nach dem Schlaf fast dieselbe (vgl. Hauptliste 2, Versuchsnummer 37 und 39). Die Atemzahl bleibt gleich, das Min.-Volumen zeigt sogar bei dem höheren O-Verbrauch ein geringeres Ausmaß. Ich habe nie wieder so starke Unterschiede zu erzeugen vermocht, selbst durch öfters ausgeführte heftigste Anstrengungen.

Ein Versuch, die beobachtete Erscheinung noch einmal zu sehen, fand am 13. 3. (Tour 3) wieder mit Wi. statt. Dieser Tag brachte eine ungleich größere Leistung als der 6. 3. Wi. war inzwischen aber trainiert und zeigte nach Rückkehr vom Hohen Ifen trotz absichtlich stärkster Hetze während der ganzen Tour keinerlei übermäßige Ermüdung, hatte auch am Vormittag schon geringeren Umsatz als am 6. 3. vormittags gehabt. Der nach der Rückkehr in üblicher Weise

Tabelle 3. *Die Erholung von anstrengenden Einzelleistungen.*

V.P.	Leistung	Datum	Zeit	O$_2$ (reduz.) ccm Min.	RQ	kg-Cal. 24 Std. Umsatz	Puls	Bemerkungen
Mü.	morgens 5 km Langlauf	9. 3.	6^{30}	246	0,83	1879	60	vorm. nüchtern
			12^{00}	265	0,91	*1900*	76	bald nach dem Lauf
	nachm. 4 std. Tour		19^{00}	236	0,79	*1657*	66	gleich nach der Tour
	Tour Nr. 2 Kanzelwand	10. 3.	7^{00}	231	0,87	1645	58	vorm. nüchtern
			17^{30}	243	0,79	*1706*	64	sofort nach Rückkehr
			19^{00}	237	0,77	*1656*	58	1^1/$_2$ Std. gelegen
		11. 3.	8^{00}	230	0,85	1629	52	vorm. nüchtern
Wi.	Tour Nr. 1 Hellekopf	6. 3.	7^{00}	297	0,69	2040	96	vorm. nüchtern
			18^{30}	210!	1,18	*1539!*	102	ganz erschöpft!
			19^{30}	399!	0,58	*2686!*	84	geschlafen, wieder frisch
		7. 3.	7^{30}	311	0,73	2154	80	vorm. nüchtern
	Tour Nr. 3 Hoher Ifen	13. 3.	7^{00}	267	0,82	1884	80	vorm. nüchtern
			18^{00}	339	0,75	*2357*	80	nicht sehr müde
			19^{00}	315	0,72	*2279*	76	gelegen, frisch
		14. 3.	7^{30}	283	0,81	1990	66	vorm. nüchtern
Ke.	Tour Nr. 2 Kanzelwand	10. 3.	6^{30}	323	0,89	2305	58	vorm. nüchtern
			17^{00}	390	0,81	*2739*	66	nicht müde
			18^{30}	358	0,78	*2502*	60	1^1/$_2$ Std. gelegen
		11. 3.	7^{30}	322	0,89	2297	56	vorm. nüchtern
	Tour Nr. 4 Widderstein	17. 3.	—			(2308)[1]		
			21^{15}	351	0,84	*2486*	63	nicht müde
		18. 3.	9^{00}	326	0,84	2267	50	vorm. nüchtern

gesteigerte O-Verbrauch fiel nach einstündiger Ruhe und bis zum nächsten Morgen weiter ab, bis fast zum Ausgangswert.

Derartige vorübergehende ,,Einsparungen des Stoffwechsels" sind schon lange bekannt, wenn auch nur selten festgestellt worden. ,,Minus perspirat nimio exercitio defatigatus" schrieb 1705 der englische Arzt *Keill*, und bestätigte damit die schon um 1600 von *Sanctorius* beobachtete Verringerung des unmerklichen Gewichtsverlustes während der auf anstrengende körperliche Arbeit folgenden Zeit. 1858 beobachtete *Speck* dasselbe am Gasstoffwechsel. Meist sah auch er nach großen Anstrengungen die Umsatzsteigerung erst am nächsten Morgen den Ruhewert erreichen, doch schreibt er auch z. B. 1868 ,,etwa 30 Minuten nach der Anstrengung sinken die Stoffumsetzungen *unter* den Ruhewert(!)".

---

[1] Zum Vergleich das Mittel der Vormittagswerte vom 10. u. 11. 3.

Kaup machte in zum Teil noch unveröffentlichten Versuchen dieselbe Beobachtung wie *Speck* und wie wir, und konnte auch feststellen, daß diese etwa 25 Minuten nach der Leistung auftretende Senkung der Sauerstoffaufnahme unter den Ruhewert eine *vorübergehende* Erscheinung ist, unabhängig von dem zu dieser Zeit noch erheblich gesteigerten und gleichmäßiger zum Ruhewert absinkenden Milchsäurespiegel des Blutes. Daß im Körper von Wi. zur Zeit seiner geringen Sauerstoffaufnahme noch reichlich Milchsäure und andere saure Spaltprodukte angehäuft waren, zeigt sein hoher respiratorischer Quotient und die bald darauf wieder sehr erheblich ansteigende Sauerstoffaufnahme.

Diese zeitweilige Verringerung der Sauerstoffaufnahme läßt gewisse Bedenken gegen die Richtigkeit der ,,Sauerstoffschuldtheorie'' *Hills* aufkommen *(Kaup)*; denn sie zeigt, daß die Sauerstoffaufnahme *nicht* stets dem Sauerstoffbedarf entspricht und daher auch nicht zu jeder Zeit die Größe der Anhäufung saurer Zwischenkörper anzeigt! Nur bei lange dauernden Versuchen wird man ferner bei diesem *wellenförmigen* Abklingen der Umsatzerhöhung bzw. Sauerstoffaufnahme ein richtiges Bild der durch eine Arbeitsleistung hervorgerufenen Umsatzsteigerung bekommen.

Eine vorübergehende *Verringerung der kreisenden Blutmenge* durch Nachlassen der Herzmuskelkraft (man denke an die nach lang dauernder Anstrengung mitunter sofort zu beobachtenden Herzerweiterungen) oder allzustarke Erweiterung der Blutcapillaren könnte *eine* der Ursachen der zeitweiligen Verringerung der Sauerstoffaufnahme sein.

Sodann führt die verminderte Lungenlüftung zu dieser Zeit weniger Sauerstoff zu und das Hämoglobin kann auch infolge der jetzt oft erheblich unter dem Ruhewert liegenden Kohlensäureabgabe weniger Sauerstoff aufnehmen. *Keills* Gewichtsbeobachtungen weisen jedoch auf eine Herabsetzung des Umsatzes *aller* Zellen des Körpers nach ihrer verstärkten Beanspruchung hin.

Nach großen *Wettkämpfen* sinkt der Sauerstoffverbrauch wie der Gesamtumsatz (und ebenso auch die Kohlensäureauscheidung) des öfteren erheblich bis unter die *vor* den Wettkämpfen erhobenen Werte. Die so zutage tretenden Unterschiede haben jedoch *nichts* mit den eben besprochenen Eigentümlichkeiten unseres Gasstoffwechsels zu tun; sie sind vielmehr meist dadurch bedingt, daß der Umsatz des Wettkämpfers während der ersten Untersuchung durch ,,Startfieber'' gesteigert, zur Zeit der zweiten Untersuchung jedoch im Rahmen der allgemeinen ,,Entspannung'' gesunken war. Die Tiefe dieser rein seelisch bedingten Unterschiede wird durch das zwischen ihnen liegende Ereignis Sieg oder Niederlage auch nicht unwesentlich beeinflußt.

Am 13. 3. ertrug Wi. zum ersten Male das Training ohne Beschwerden. Wie aus Hauptliste 2 hervorgeht, fällt auch hier, wie bei Mü., die Erscheinung des beginnenden hohen Trainingszustandes mit dem Beginn niedriger Pulszahlen, einer starken respiratorischen Arrhythmie und

Tabelle 4

Versuch Nr.	Datum	Zeit	Versuchsperson	Lufttemperatur °C	Luftdruck mm Hg	Atmung Vol. pro: Min.	Atmung Vol. pro: Atemzug	Atemzüge in der Min.	O₂ (reduz.) ccm Min.	CO₂ (reduz.) ccm Min.
4	18. 1.	8¹⁵	St.	21	751	5,13	0,68	7,5	246	225
28		7⁵⁵	,,	16	676	5,40	0,73	7,4	229	204
35	6. 3.	6⁴⁵	,,	13	675	5,02	1,14	4,4	271	213
38		18⁵⁰	,,	14	675	6,94	1,12	6,2	288	254
40	7. 3.	7¹⁵	,,	14	675	5,89	1,09	5,4	267	211
64	11. 3.	8⁴⁰	,,	13	676	6,37	1,08	5,9	251	230
68	12. 3.	9⁰⁰	,,	11	674	6,99	1,11	6,3	260	255
80	17. 3.	21⁴⁵	,,	11	679	8,96	1,40	6,4	328	322
83	18. 3.	9³⁰	,,	10	678	6,97	1,01	6,9	250	238
90	28. 4.	8³⁰	,,	16	741	6,14	0,96	6,4	224	221
7	29. 1.	9⁰⁰	Mü.	20	745	5,50	0,50	11,0	220	169
8		9²⁰	,,	21	745	5,28	0,44	12,0	195	139
25	3. 3.	7⁰⁰	,,	15	676	5,49	0,49	11,2	209	173
26		7²⁰	,,	15	676	5,34	0,49	10,9	220	169
45	9. 3.	6³⁰	,,	10	674	5,95	0,62	9,6	246	205
49		12⁰⁰	,,	11	674	6,48	0,72	9,0	265	241
51		19⁰⁰	,,	12	674	6,65	0,50	13,3	236	188
53	10. 3.	7⁰⁰	,,	10	673	6,40	0,50	12,8	231	202
58		17³⁰	,,	13	673	6,20	0,44	14,1	243	193
60		19⁰⁰	,,	14	673	5,63	0,42	13,4	237	183
62	11. 3.	7³⁰	,,	12	673	6,66	0,52	12,8	230	196
67	12. 3.	8³⁰	,,	10	674	6,05	0,63	9,6	248	204
84	18. 3.	10⁰⁰	,,	10	678	6,86	0,54	12,7	243	207
87	28. 4.	7⁰⁰	,,	15	741	5,01	0,55	9,1	195	177
88		7³⁰	,,	15	741	4,90	0,50	9,8	205	170

außerdem mit einer auffälligen Änderung des Atembildes zusammen: Die Atmung wird tiefer und langsamer (s. unten).

Ke. war als Einheimischer, Berufsskilehrer und Bergführer solche Körperleistungen gewöhnt, und zeigte daher ein sehr gleichmäßiges Zurückkehren zu immer denselben Ruhewerten.

Das Verhalten des respiratorischen Quotienten.

Die *in Ruhe, nüchtern vormittags* festgestellten respiratorischen Quotienten (s. Hauptlisten) erfahren im allgemeinen im Training eine Steigerung, was als Ausdruck einer reichlicheren Kohlenhydratzufuhr und -verbrennung anzusehen sein dürfte. Es bestand bei allen Kursteilnehmern ein fast lächerliches Bedürfnis nach Kohlenhydratnahrung. Der morgendliche Kakao wurde z. B. meist so stark nach-

---

[1] r. A. = respiratorische Arrhythmie.

(Hauptliste 1).

RQ	Umsatz kg-Cal. 24 Std.	Puls Zahl	Puls r. A.[1]	Bemerkungen
0,92	1761	60	—	vorm. nüchtern, Vorversuch für Riezlern in Marburg.
0,89	1635	80	—	vorm. nüchtern, 2. Tag in Riezlern, noch keine Leistung
0,79	1897	64	—	vorm. nüchtern
0,88	2056	90	—	sofort nach 10stünd. Gipfeltour Nr. 1
0,79	1871	62	—	vorm. nüchtern
0,92	1816	60	++	vorm. nüchtern, gestern Gipfeltour Nr. 2
0,98	1889	58	++	vorm. nüchtern, gestern Ruhe
0,98	2384	66	+++	sofort nach 14stünd. Gipfeltour Nr. 4
0,95	1801	58	+++	vorm. nüchtern
0,98	1626	58	—	vorm. nüchtern, Nachversuch in Marburg
0,77	1514	60	—	} vorm. nüchtern, Vorversuch in Marburg
0,72	1347	58	—	
0,83	1476	84	—	} vorm. nüchtern, 2. Tag in Riezlern, noch keine Leistung, leichte Angina!
0,76	1533	84	—	
0,83	1879	60	—	vorm. nüchtern
0,91	1900	76	—	sofort nach Langlauf (5 km) } Wettkampftag Nr. 2
0,79	1657	66	—	sofort nach Halbtagestour
0,87	1645	58	+	vorm. nüchtern
0,79	1706	64	+	sofort nach Gipfeltour Nr. 2
0,77	1656	58	+	1½ Std. später, gelegen
0,85	1629	52	++	vorm. nüchtern
0,82	1748	38	+++	vorm. nüchtern, im Versuch unruhig!
0,85	1722	52	+++	vorm. nüchtern, 13 Std. nach 14stünd. Gipfeltour Nr. 4
0,91	1398	58	—	} vorm. nüchtern, Nachversuch in Marburg, seit 1 Monat ohne Training
0,83	1447	54	—	

gesüßt, daß er in ruhigeren Zeiten wohl kaum genießbar gewesen wäre. Alle Süßigkeiten wurden mit Heißhunger gegessen, während nach Eiweißnahrung nur geringes Verlangen bestand. Eine regelmäßige Erscheinung im Tagesproviant der einzelnen waren Zuckerbeutel. Die allgemein genossene Nahrung bestand zum größten Teil aus Kohlenhydraten, in zweiter Linie kam das Fett. Eiweiß trat im Verhältnis dazu stark zurück (s. auch Teil II). Daß in der Höhe unsere Kohlenhydrattoleranz besonders hoch ist, fanden ja schon *Morpurgo* und *Aggazzotti*.

Nach den einzelnen Leistungen waren die RQ zunächst hoch, um danach bald wieder zu fallen, oft vorübergehend unter den Vorversuchswert. Die stärkste Schwankung lag zwischen 1,18 und 0,58. Am folgenden Morgen wurde meist wieder der im allgemeinen sehr hohe Trainingsstand des RQ erreicht.

Tabelle 5

Versuch Nr.	Datum	Zeit	Versuchsperson	Lufttemperatur °C	Luftdruck mm Hg	Atmung Vol. pro: Min.	Atmung Vol. pro: Atemzug	Atemzüge in der Min.	O_2 (reduz.) ccm Min.	CO_2 (reduz.) ccm Min.
36	6. 3.	7⁰⁰	Wi.	13	675	6,73	0,74	9,1	297	204
37		18³⁰	,,	13	675	7,80	0,78	10,0	210!	249
39		19³⁰	,,	13	675	7,20	0,72	10,0	399!	231
41	7. 3.	7³⁰	,,	14	675	7,37	0,73	10,1	311	228
69	13. 3.	7⁰⁰	,,	10	673	6,19	0,86	7,2	267	220
70		18⁰⁰	,,	11	674	7,33	1,41	5,2	339	254
71		19⁰⁰	,,	11	674	5,81	1,66	3,5	315	227
72	14. 3.	7³⁰	,,	10	675	5,86	1,15	5,1	283	230
79	17. 3.	21³⁰	,,	10	679	8,72	1,43	6,1	362	282
82	18. 3.	9¹⁵	,,	9	678	7,42	1,28	5,8	273	247
91	4. 5.	8⁰⁰	,,	15	738	5,20	0,93	5,6	229	192
52	10. 3.	6³⁰	Ke.	10	673	11,04	0,69	16,0	323	287
57		17⁰⁰	,,	13	673	12,49	0,69	18,1	390	314
59		18³⁰	,,	14	673	9,66	0,68	14,2	358	278
61	11. 3.	7³⁰	,,	11	673	9,86	0,72	13,7	322	285
78	17. 3.	21¹⁵	,,	9	679	12,64	0,80	15,8	351	315
81	18. 3.	9⁰⁰	,,	8	678	10,36	0,66	15,7	326	272
21	16. 2.	9¹⁰	Br.	21	747	5,94	0,90	6,6	234	200
22		9²⁵	,,	21	747	6,61	1,12	5,9	249	225
32	4. 3.	10⁰⁰	,,	14	677	6,76	1,04	6,5	296	230
44	7. 3.	8³⁰	,,	14	675	7,60	1,49	5,1	300	257
55	10. 3.	8⁰⁰	,,	12	673	6,30	1,40	4,5	288	231
74	14. 3.	8³⁰	,,	11	675	6,60	1,10	6,0	266	236
20	15. 2.	8²⁰	Sa.	21	739	7,44	0,48	15,5	229	184
29	4. 3.	9⁰⁵	,,	13	677	6,90	0,58	11,9	258	196
30		9²⁰	,,	13	677	7,54	0,55	13,7	255	201
42	7. 3.	7⁵⁵	,,	12	675	8,70	0,64	13,6	264	225
56	10. 3.	8³⁰	,,	12	673	5,39	0,83	8,9	267	255
73	14. 3.	8⁰⁰	,,	9	675	8,35	0,72	11,6	276	261

Beobachtungen des Pulses.

Die Pulszahlen nahmen nach anfänglicher Steigerung in den ersten Tagen des Höhenaufenthaltes mit der Zeit ab, zum Teil ganz erheblich. Diese starken Änderungen während des Trainings in der Höhe beruhten wohl darauf, daß sich zunächst der Einfluß der Höhe und der Anstrengung bei der Erhöhung der Pulszahl geltend machte, und daß

---

[1] r. A. = respiratorische Arrhythmie.

(Hauptliste 2).

RQ	Umsatz kg-Cal. 24 Std.	Puls		Bemerkungen
		Zahl	r. A.[1]	
0,69	2040	96	—	vorm. nüchtern vor 10 stünd. Gipfeltour Nr. 1, ist im Training
1,18	1539	102	—	sofort nach, völlig erschöpft!
0,58	2686	84	—	1 Std. geschlafen, wieder frisch
0,73	2154	80	—	vorm. nüchtern, ,,schlecht geschlafen''
0,82	1884	80	+	vorm. nüchtern
0,75	2357	80	++	sofort nach großer Gipfeltour Nr. 3
0,72	2279	76	++	geruht, Atmung tiefer, langsamer als sonst
0,81	1990	66	+++	vorm. nüchtern, fühlt sich frisch
0,78	2533	69	+++	sofort nach 14 stünd. Gipfeltour Nr. 4, frisch
0,91	1954	60	+++	vorm. nüchtern
0,84	1621	64	—	vorm. nüchtern, Nachversuch in Marburg
0,89	2305	58	—	vorm. nüchtern (Berufsskilehrer) sehr ruhig
0,81	2739	66	—	sofort nach Gipfeltour Nr. 2
0,78	2502	60	—	1½ Std. gelegen
0,89	2297	56	—	vorm. nüchtern
0,84	2486	63	—	sofort nach 14 stünd. Gipfeltour Nr. 4
0,84	2267	50	—	vorm. nüchtern
0,85	1661	70	—	} vorm. nüchtern, Vorversuch in Marburg
0,90	1784	72	—	
0,78	2065	80	—	vorm. nüchtern, 8 Std. in Riezlern, 2 Std. Aufmarsch am Tage vorher
0,86	2128	72	↙	vorm. nüchtern, wegen Verletz. seit 5. 3. Ruhe
0,80	2018	62	—	vorm. nüchtern, Ruhe, nur kleine Spaziergänge
0,88	1899	64	—	vorm. nüchtern, Training noch ausgesetzt
0,80	1619	66	—	vorm. nüchtern, Vorversuch in Marburg
0,76	1796	76	—	} vorm. nüchtern, seit 7 Std. in Riezlern,
0,79	1785	76	—	2 Std. Aufmarsch!
0,85	1872	56	—	vorm. nüchtern, gestern 10 stünd. Gipfeltour Nr. 1, seine erste!
0,95	1928	60	—	vorm. nüchtern, Wettkampftag Nr. 2
0,94	1989	58	—	vorm. nüchtern, gestern Tour Nr. 3, Training schärfer

dann die Gewöhnung an die Höhe sowie das Training zu deren Erniedrigung gemeinsam beitrugen.

Die vormittags bei völliger Muskelruhe im Liegen gezählten Pulse (s. Hauptlisten und Tab. 9) betrugen im Anfang des Trainings im Höchstfall 96 in der Minute (Wi.), im Mittel 75,4 gegenüber einem Marburger Durchschnitt von 64,4.

Im hohen Trainingszustand traten gleichzeitig mit oft überraschend starker respiratorischer Arrhythmie außerordentlich niedrige Pulszahlen

Tabelle 6

Versuch Nr.	Datum	Zeit	Versuchsperson	Lufttemperatur °C	Luftdruck mm Hg	Atmung Vol. pro: Min.	Atmung Vol. pro: Atemzug	Atemzüge in der Min.	O_2 (reduz.) ccm Min.	CO_2 (reduz.) ccm Min.
18	6. 2.	10^{12}	Ho.	20	752	4,68	0,78	6,0	245	187
33	5. 3.	7^{15}	,,	13	676	41,7	1,39	3,0	179	191
47	9. 3.	7^{30}	,,	12	674	4,50	1,45	3,1	269	203
63	11. 3.	8^{20}	,,	12	673	4,06	1,45	2,8	216	192
76	15. 3.	7^{30}	,,	9	675	4,65	1,5	3,1	245	230
89	28. 4.	8^{00}	,,	16	741	4,52	1,24	3,6	235	195
23	17. 2.	8^{05}	Sch.	20	742	6,71	0,45	14,9	251	193
24		8^{20}	,,	20	742	6,46	0,42	15,8	250	194
34	5. 3.	7^{30}	,,	13	676	8,64	0,55	15,7	310	256
46	9. 3.	7^{00}	,,	11	674	6,51	0,62	10,5	283	223
50		18^{30}	,,	11	674	6,93	0,55	12,6	292	205
66	12. 3.	7^{30}	,,	8	674	7,08	0,60	11,8	289	236
77	15. 3.	8^{00}	,,	10	675	6,79	0,59	11,5	294	234
92	6. 5.	8^{00}	,,	15	739	7,70	0,44	16,6	261	209
17	6. 2.	9^{38}	Frl. Cl.	20	752	9,54	0,60	15,9	247	235
31	4. 3.	9^{35}	,, ,,	13	677	8,91	0,55	16,2	268	225
43	7. 3.	8^{15}	,, ,,	13	675	9,77	0,66	14,8	265	259
54	10. 3.	7^{30}	,, ,,	11	673	7,39	0,56	13,2	221	224
75	14. 3.	8^{45}	,, ,,	11	675	7,44	0,61	12,2	249	234
9	29. 1.	9^{35}	Frl. W.	21	745	5,96	0,40	14,9	205	187
10		9^{50}	,, ,,	21	745	5,41	0,44	12,3	209	184
48	9. 3.	8^{00}	,, ,,	12	674	5,47	0,48	11,4	223	178
65	11. 3.	9^{00}	,, ,,	12	673	5,75	0,50	11,5	207	195

auf, in einem Falle 38 (Mü.). Fast nie gehen die Ruhepulse in diesem Zustand über 50—60. Abnahme der Pulsschlagzahl durch das Training beschrieb *Speck* schon 1858, später *Kolb*, 1890, dann *Schenk, Herxheimer, Kaup, Ackermann* u. a.

Das Bild der Atmung.

Die mit dem Knippingapparat geschriebenen Atemkurven beginnen und enden auf der Höhe der Ausatmung. Sie geben eine klare Darstellung von der Größe des O-Verbrauchs, der CO_2-Ausscheidung sowie annähernd der Höhe des RQ. Vor allem bieten sie ein sehr eindrucks-

---
[1] r. A. = respiratorische Arrhythmie.

(Hauptliste 3).

RQ	Umsatz kg-Cal. 24 Std.	Puls Zahl	r. A.[1]	Bemerkungen
0,76	1672	72	—	vorm. nüchtern, Vorversuch in Marburg
1,07	1307	72	—	seit 30 Std. in Riezlern, keine Leistung. Atmung! vorm. nüchtern
0,75	1862	60	—	vorm. nüchtern
0,89	1542	58	+	vorm. nüchtern, gestern Gipfeltour Nr. 2, Atmung!
0,94	1766	69	+	vorm. nüchtern
0,83	1659	60	—	vorm. nüchtern, Nachversuch in Marburg, Atmung!
0,77	1745	64	—	} vorm. nüchtern, Vorversuch in Marburg,
0,78	1742	64	—	sehr ruhig!
0,82	2184	72	—	vorm. nüchtern, seit 30 Std. in Riezlern, keine Leistung!
0,79	1981	60	—	vorm. nüchtern
0,70	2008	78	—	sofort nach Halbtagstour, müde
0,82	2037	52	—	vorm. nüchtern
0,80	2062	58	+	vorm. nüchtern
0,80	1832	60	—	vorm. nüchtern, Nachversuch in Marburg, seit 1 Woche gerudert!
0,95	1735	60	—	vorm. nüchtern, Vorversuch in Marburg
0,84	1824	66	—	seit 7$^1/_2$ Std. in Riezlern, 2 Std. Aufmarsch am Tage vorher, vorm. nüchtern
0,98	1927	60	—	vorm. nüchtern, gestern 8stünd. Tour
1,02	1608	56	+	vorm. nüchtern
0,94	1797	51	+++	vorm. nüchtern, respiratorische Arrhythmie höchsten Grades!
0,91	1470	58	—	} vorm. nüchtern, Vorversuch in Marburg
0,88	1488	60	—	
0,80	1568	68	—	vorm. nüchtern, 6. Trainingstag, alles mitgemacht!
0,94	1492	68	—	vorm. nüchtern, am 9. 3. Verletzung, seitdem Ruhe!

volles Bild aller Veränderungen des Atemtypus (s. die Abbildungen der Atemkurven).

Unter dem Einfluß des Trainings veränderte sich die morgens in Ruhe beobachtete Atmung bei *fast allen* V.P. in charakteristischer Weise derart, daß auf der Höhe des Trainingszustandes die Zahl der Atemzüge abnahm zugunsten einer *Vertiefung* der einzelnen Atemzüge (Bildreihe 1).

Gleichzeitig wurde die Atemführung meist unregelmäßig, wies des öfteren *Seufzerzwang* auf (Bildreihe 2) und zeigte bei Sch. und Mü. sogar deutlich fast stets *rhythmische Größenschwankungen* (Bildreihe 3). Diese Änderungen des Atembildes wurden bei einigen gegen Ende des Trainings dem Zustand vor dem Kurse wieder ähnlicher.

Schon *Jourdanet* (1876) und *Mosso* (1899) beschrieben eine auffallend langsame und tiefe Atmung bei einheimischen Bergführern und erkannten bereits die durch diese Umstimmungsfolge erzeugte wertvolle Erhöhung des *Wirkungsgrades* der Atemzüge.

Tabelle 7. *Das Verhalten von Puls und Atmung bei scharfem Training in der Höhe. Auszug aus Tabelle 4—6. Alle Werte morgens nüchtern im Liegen bei völliger Muskelruhe geschrieben. Die meisten Untersuchten sind gute Sportleute.*

Ver-such-Nr.	Datum	Zeit	Ver-suchs-person	Puls	respira-torische Arrhyth-mie	Atmung Atem-zahl	Atem-größe	Min.-Vol.	Bemerkungen
4	18. 1.	8^{15}	St.	60	—	7,5	0,68	5,13	Marburg
28	3. 3.	7^{55}		80	—	7,4	0,73	5,40	
35	6. 3.	6^{45}		64	—	4,4	1,14	5,02	
40	7. 3.	7^{15}		62	—	5,4	1,09	5,89	Riezlern
64	11. 3.	8^{40}		60	++	5,9	1,08	6,37	
68	12. 3.	9^{00}		58	++	6,3	1,11	6,99	
83	18. 3.	9^{30}		58	+++	6,9	1,01	6,97	
90	28. 4.	8^{30}		58	—	6,4	0,96	6,14	Marburg
7	29. 1.	9^{00}	Mü.	60	—	11,0	0,50	5,50	Marburg
8	29. 1.	9^{20}		58	—	12,0	0,44	5,28	
25	3. 3.	7^{00}		84	—	11,2	0,49	5,49	
26	3. 3.	7^{20}		84	—	10,9	0,49	5,34	
45	9. 3.	6^{30}		60	—	9,6	0,62	5,95	
53	10. 3.	7^{00}		58	+	12,8	0,50	6,40	Riezlern
62	11. 3.	7^{30}		52	++	12,8	0,52	6,66	
67	12. 3.	8^{30}		38!	+++	9,6	0,63	6,05	
84	18. 3.	10^{00}		52	+++	12,7	0,54	6,86	
87	28. 4.	7^{00}		58	—	9,1	0,55	5,01	Marburg
88	28. 4.	7^{30}		54	—	9,8	0,50	4,90	
36	6. 3.	7^{00}	Wi.	96	—	9,1	0,74	6,73	
41	7. 3.	7^{30}		80	—	10,1	0,73	7,37	
69	13. 3.	7^{00}		80	+	7,2	0,86	6,19	Riezlern
72	14. 3.	7^{30}		66	+++	5,1	1,15	5,86	
82	18. 3.	9^{15}		60	+++	5,8	1,28	7,42	
91	4. 4.	8^{00}		64	—	5,6	0,93	5,20	Marburg
52	10. 3.	6^{30}	Ke.	58	—	16,0	0,69	11,04	
61	11. 3.	7^{30}		56	—	13,7	0,72	9,86	Riezlern
81	18. 3.	9^{00}		50!	—	15,7	0,66	10,36	
18	6. 2.	10^{12}	Ho.	72	—	6,0	0,78	4,68	Marburg
33	5. 3.	7^{15}		72	—	3,0	1,39	4,17	
47	9. 3.	7^{30}		60	—	3,1	1,45	4,50	
63	11. 3.	8^{20}		58	+	2,8!	1,45	4,06	Riezlern
76	15. 3.	7^{30}		69	+	3,1	1,50	4,65	
89	28. 4.	8^{00}		70	—	3,6	1,24	4,52	Marburg
17	6. 2.	9^{38}	Frl. Cl.	60	—	15,9	0,60	9,54	Marburg
31	4. 3.	9^{35}		66	—	16,2	0,55	8,91	
43	7. 3.	8^{15}		60	—	14,8	0,66	9,77	
54	10. 3.	7^{30}		56	+	13,2	0,56	7,39	Riezlern
75	14. 3.	8^{45}		51!	+++	12,5	0,61	7,44	

Den *Seufzerzwang* muß man wohl ebenso wie es *Herz* 1909 bei der Prägung dieses Namens vorgeschwebt hat als Zeichen eines erhöhten Erregungszustandes im vegetativen Nervensystem ansehen. Nach *Schenk* sieht man ihn nicht selten bei Menschen mit innerer Unruhe, respiratorischer Arrhythmie, Magen-Darmbeschwerden, Erscheinungen einer vasodilatatorischen Neurose, z. B. Ohnmachtserscheinungen bei Aufregung oder nach körperlicher Anstrengung. Diese Menschen geben häufig an, infolge eines Druckes auf der Brust besonders morgens „keine Luft" zu bekommen und sich zu tiefem Atmen zwingen zu müssen; dieser „Lufthunger" läßt nach, sobald sie in Bewegung sind, sobald also die sympathischen Einflüsse überwiegen. Allem Anschein nach ist ein Überwiegen parasympathischer Einflüsse, insbesondere des N. vagus die Ursache dieses Seufzerzwanges.

Schwieriger ist in unseren Fällen die Erklärung des periodischen Atmens, welches dem von *Biot* 1909 beschriebenen Verlauf entsprach. Im allgemeinen sieht man diese Eigenart ebenso wie den Typus *Cheyne-Stokes* als Folge einer Säuerung des Atemzentrums durch ungenügende Sauerstoffversorgung an oder als Begleiterscheinung andersartig bedingter allgemeiner Acidosen (z. B. im Coma diabeticum und uraemicum). Sie ist des öfteren bei plötzlicher Luftverdünnung und bei Ballonaufstiegen in große Höhen beschrieben worden, ebenso wie seine Beseitigung durch Sauerstoffatmung *(Frugoni)*. *Mosso* beobachtete schon 1886 in der Höhe periodisches Atmen; *von Schrötter*, *Zuntz* und *Durig* beschrieben ähnliche Bilder, und bei den Teilnehmern der Mount-Everest-Expedition sah *Hingston* in 3400 m Höhe wiederholt *Cheyne-Stokes*sches Atmen auftreten, besonders häufig vor dem Einschlafen. Während andere Beobachter wie *Somerwell* und *Fitzgerald* — wohl als Folge der starken acidotischen Erniedrigung der arteriellen Kohlensäurespannung in der Höhe — eine Beschleunigung und Verflachung der Atmung sahen.

Meine in 1100 m Höhe des Morgens untersuchten Personen waren ausgeruht und ausgeschlafen, so daß kaum ein Sauerstoffmangel im Atemzentrum oder eine ähnliche Störung bestanden haben könnte. Doch *ist* es *möglich*, daß noch nicht alle Spaltprodukte vom Tage vorher genügend aufgearbeitet waren, wie der Untersuchungsbefund der Harne nahelegt; ferner ist es möglich, daß die Untersuchten zur Zeit der Untersuchung noch im Halbschlaf waren, und daß daher die Schlafneigung zur Rhythmenbildung führte, wie *Fuchs* schon 1909 beschrieb.

Wenn diese — acidotische — Erklärung zutrifft, müßte ich diese Atembefunde *scharf* von den wohl sicher als Zeichen einer vagotonen Umstimmung anzusehenden Bildern trennen: der Vertiefung und Verlangsamung der Atmung sowie dem Auftreten von Seufzerzwang. Hier sind jedoch noch weitere Beobachtungen notwendig; an dieser Stelle möchte ich nur noch kurz darauf hinweisen, daß wir i. A. mit Beginn des Einschlafens ein Überwiegen des Vaguseinflusses beobachten.

Im einzelnen fand ich folgendes: Die niedrigste vorkommende Atemzahl betrug 2,8 Atemzüge in der Minute. Das Mittel der niedrigsten Atemzahlen von allen V.P. außer Ke. betrug 7,7. Zahlen von 3,5 bis 5,0 waren keine Seltenheiten (St., Wi., Br., Ho.).

Das *Min.-Volumen* der Atmung war in den ersten Tagen — durch Höhen- und Arbeitseinfluß — mitunter etwas erhöht und *nahm* dann gleichzeitig mit dem Auftreten der niedrigen Atemzahl etwas *ab*. Am ausgesprochensten war das bei Frl. Cl., Ho., Wi. und St. zu sehen.

Bei Wi. und andeutungsweise auch bei anderen fiel zur Zeit des langsamen bzw. unregelmäßigen Atmens im hohen Trainingszustand oft ein 3—8 Sekunden dauerndes *Verharren auf der Höhe der Ausatmung* auf. Diese Pausen kamen immer nach einem tiefen Seufzer. Von der Bedeutung dieser Erscheinung für den Trainingszustand soll später im Zusammenhang mit der Besprechung der anderen Trainingsumstellungen die Rede sein.

Körpertemperatur und Körpergewicht.

Erhöhungen der *Körpertemperatur* konnten selbst bei den größten Anstrengungen während langer steiler Aufstiege in schwerem Pappschnee bei Sonne *nicht* nachgewiesen werden. Die Messungen fanden auf den Gipfeln statt, und zwar in der Achsel sowie im Harnstrahl. In der Achsel wurden meistens infolge der großen Verdunstungskälte zu niedrige Werte erhalten. Die Feuchtigkeitsabgabe der Haut war jedesmal sehr stark und der Wind meist kalt und trocken, so daß der Wärmeverlust des Körpers außerordentlich groß war. Es kommt hierfür zunächst ein bedeutend größerer Calorienverlust durch die infolge der starken Temperaturunterschiede viel stärkere *Strahlung* und *Leitung* in Frage. Hinzu tritt noch der an kalten Wintertagen bedeutend größere Wärmeverlust mit der *Atmung*. Sicherlich trug auch die vermehrte *Schweißbildung* zu einer Erhöhung des Wärmeverlustes bei. Doch sind in dieser Beziehung in der Höhe besonders zahlreiche Einflüsse maßgeblich. Durch das stundenlange mühsame Arbeiten war zweifellos die Durchblutung unserer Haut und ihre Neigung zur Wasserabgabe erheblich verstärkt. Doch wissen wir insbesondere durch die Untersuchungen von *Hann* im Jahre 1908, daß mit Zunahme der Höhe der Wassergehalt der Luft bedeutend stärker abnimmt als der Luftdruck! Während dieser in 2000 m noch 78% des Meereshöhenwertes beträgt, ist der Wasserdampfgehalt der Luft hier schon auf 49% des Ausgangswertes herabgesetzt. Die Höhenluft kann also nicht soviel Wasser aufnehmen wie die Tieflandluft, ganz abgesehen davon, daß sie schon der niedrigeren Temperatur wegen dazu weniger fähig ist. Daher besteht kein großer Reiz zur Perspiratio, zur Wasserverdunstung von der Hautoberfläche aus, sie nimmt mit steigender Höhe ab *(Kalmann, Guillemard, Eimer)*; und wenn die Haut infolge Steigerung der Körpertemperatur und anderer

Arbeitsfolgen dies in vermehrtem Maße tut, so verdunstet dieses Wasser nicht, sondern bleibt in Tropfenform stehen: leichtere Schweißbildung ist die Folge. Da die Wollkleidung die Oberfläche dieses Schweißes vergrößerte und wir uns viel bei ziemlich lebhaftem Winde bewegten, möchte ich dennoch einen ziemlich erheblichen Wärmeverlust durch die vermehrte Wasserabgabe annehmen.

Wie *Schwenkenbecher* 1906 gezeigt hat, ist zur Beurteilung von Stoffwechselveränderungen die genaue Beobachtung des *Körpergewichts* von größter Wichtigkeit.

Leider verboten die Zustände der mir zur Verfügung stehenden Wage solche genauen Wägungen, so daß dadurch auf eine wertvolle Vergleichsmöglichkeit für unsere Befunde verzichtet werden mußte. Ich habe lediglich gröbere Gewichtsveränderungen im Verlaufe des Kurses zu beobachten vermocht. Im ganzen wurden die bestehenden Gewichte ziemlich gleichmäßig beibehalten. An Gewicht verloren haben nur Mü. (1,0 kg) und Br. (0,3 kg). Die anderen Teilnehmer alle hatten trotz der mit dem Kursus verknüpften außerordentlich großen Anstrengungen an Körpergewicht zugenommen, und zwar um 0,1 bis 1,3 kg.

IV. Besprechung der Gesamtwirkung des Kurses.

Wie aus Tab. 2 hervorgeht, war bei einem Teil der Kursteilnehmer in den ersten Tagen der *morgendliche Umsatz* trotz nur geringer Leistungen *erhöht*, beim anderen Teil nicht. Diese Verschiedenheit entspricht den Erfahrungen vieler Untersucher. *Mermod* beobachtete 1877 schon in 1100 m Höhe eine Umsatzsteigerung, *Jaquet* und *Veraguth* in 1500—1600 m; andere Untersucher wie *E. Bürgi* und *Zuntz* sahen sie erst in größeren Höhen und führten die schon früher beobachteten auf Arbeits- (Aufstieg-) Folgen zurück. Da bei uns *alle* Teilnehmer dieselbe und nicht große Arbeitsleistung ausgeführt hatten, dürfte die Umsatzsteigerung einiger weniger in 1200 m Höhe wohl als ihre persönliche Eigentümlichkeit anzusehen sein. *A. Loewy* hat schon auf derartige Unterschiede hingewiesen.

Vielleicht wäre die von uns gefundene Steigerung der morgendlichen Umsätze beträchtlicher, wenn wir nicht durch den uns zur Verfügung stehenden Apparat gezwungen gewesen wären, statt des an Ort und Stelle vorhandenen Luftgemisches ein solches mit einem Sauerstoffpartialdruck von etwa 50% atmen zu lassen. Diese sauerstoffreiche Mischung schwächt, wie auch *A. Loewy* gezeigt hat, die Höheneinflüsse auf unseren Körper ab, insbesondere die Umsatzsteigerung, sowie die manchmal zu beobachtende Steigerung von Puls und Blutdruck. Doch kommt dies bei den von uns geübten 10-Minutenversuchen nur wenig zum Ausdruck.

Ursache dieser Umsatzsteigerung dürfte nach den Untersuchungen von *P. Bert* (1882), *Zuntz* (1906), *Durig*, *A. Loewy* u. a. die mit zunehmender Höhe größer werdende Erniedrigung des Sauerstoffdruckes sein. Er beträgt hier im Tiefland 21% des Barometerdruckes und lag daher bei den in Riezlern zur Zeit herrschenden Drucken von etwa 670 mm Hg bei ungefähr 140 mm statt bei 160 mm im Tiefland (bei 760 mm Hg Barometerdruck). Bei den Gipfelbesteigungen kamen wir vorübergehend in Höhen mit einem Sauerstoffdruck von nur 130 oder gar nur 120 mm. Da der Übertritt des Sauerstoffes aus der Alveolarluft in die Blutbahn ebenso wie derjenige aus der Blutbahn in die Gewebszellen stets seinem Druck entspricht, tritt mit zunehmender Höhe ein immer stärker werdender Sauerstoffmangel in ihnen auf, der schon im Ruhezustand die Anhäufung unvollständig verbrannter Stoffwechselzwischenkörper zur Folge haben kann. Ihr häufig saurer Charakter erhöht nicht nur durch Kohlensäureaustreibung den respiratorischen Quotienten (*Schyrmunsky* 1877, *Galeotti*) und das Min.-Volumen der Atmung (*Speck* 1877), sondern führt mit zunehmender Erstickung der Gewebszellen zu einer allgemeinen *Acidose*, die jede Arbeitsleistung in der Höhe außerordentlich erschwert und schließlich auch schon im Ruhezustande zu den Erscheinungen der *Bergkrankheit* oder Höhenkrankheit führen kann. Hierüber liegen Untersuchungen von *P. Bert, Müntz* (1897), von *Terrey* (1897), *Galeotti, Aggazotti, Barcroft, A. Loewy, Winterstein* und von anderen vor. Nur einzelne Teilnehmer der Mount-Everest-Expedition im Jahre 1924 konnten sich in 8235 m Höhe ohne künstliche Sauerstoffatmung bewegen, brauchten dabei jedoch für jeden Schritt 7 bis 10 Atemzüge! (*Somerwell.*)

Die Wirkung des verminderten Sauerstoffdruckes wird bei der Arbeit naturgemäß besonders deutlich und wir sehen daher bei uns in Übereinstimmung mit den Beobachtungen von *Bürgi* (1898), *v. Schroetter* u. a. in den ersten Arbeitstagen die Skiübungen für manche Teilnehmer äußerst beschwerlich werden. Die während der Arbeit steigende Pulszahl und der durch sie erhöhte Umsatz fallen über Nacht nicht mehr bis zum Ausgangswert ab. Die Teilnehmer klagen über körperliches und seelisches Unbehagen, schlechten Schlaf, fehlende Eßlust und zwei von ihnen zeigten schon im Liegen ohne besonderen Grund Schweißausbruch, einen sehr raschen und niedrigen, weichen Puls sowie niedrige Körpertemperaturen. Dieser Zustand dauerte mehrere Tage. Sehr leicht traten „Muskelkater" und Neigung zu Muskelkrämpfen auf als Zeichen einer Schädigung der Muskelkolloide.

Weitere Ursachen der Umsatzsteigerung sind in den vielen anderen *meteorologischen* Einflüssen auf unseren Körper und insbesondere auf unser Nervensystem zu suchen. Ich will hier nur die Verdünnung der Luft und ihre vermehrte Bewegung und ihre Trockenheit nennen, sowie den Einfluß ihrer niedrigen Temperatur; dazu die starke Lichtstrahlung auf den Schneefeldern und ganz besonders den großen Reichtum der Atmosphäre an ultravioletten Strahlen. Dazu kommen noch andersartige elektrische Verhältnisse.

Höhenluft ist ja nicht lediglich verdünnte Luft!

Die *Gewöhnung* des Körpers an diese Einflüsse mag die Ursache der Gewöhnung der Lebewesen an große Höhen sein. Sie führt, wie verschiedentlich beschrieben und auch von mir beobachtet wurde, zu einer allmählichen Senkung des Ruheumsatzes. Eine nicht unterschätzbare Anpassung des Körpers soll ja die Entlastung der äußeren Atmung durch die von *Viault* (1889) zuerst beschriebene, der Druckerniedrigung entsprechende Zunahme des Hämoglobins bzw. ihrer Träger, der Erythrocyten, im kreisenden Blute sein *(Zuntz, v. Bunge, Abderhalden, Cohnheim, Durig, Bürker, Fitzgerald* u. a.). Durch diese Zunahme der Sauerstoffüberträger bekommt das Höhenblut allmählich trotz prozentual niedrigerer Sauerstoffsättigung in der Mengeneinheit, z. B. in Kubikzentimeter, denselben *Gesamt*sauerstoffgehalt wie das Tieflandblut. Es kann jetzt wieder im Vorbeiströmen mehr Sauerstoff aufnehmen und abgeben; jedoch ist diesem Vorgang immer noch eine Grenze durch den niedrigen Druck des Sauerstoffes gesetzt.

Diese und andere Umstellungen zeitigten bei unseren Kursteilnehmern innerhalb einiger Tage einen erheblichen *Umschwung*. Ihr Befinden wurde bedeutend besser, sie fühlten sich frischer, zeigten große Eßlust und schliefen wieder ruhig. Puls und Atmung sanken wieder auf den Ausgangswert. Bald tauchten jedoch verschiedene andere *sehr* bemerkenswerte Erscheinungen auf: der *Puls* wurde bei manchen Teilnehmern nicht nur sehr langsam, sank z. B. auf 45—50, ja 38 in der Minute, sondern zeigte auch eine ständig deutlicher werdende *respiratorische Arrhythmie*. Wir kennen diesen Vorgang seit den Beobachtungen von *Speck* und von *Kolb; Schenk* hat ihn des öfteren als Folgeerscheinung einer durch häufig wiederholte Arbeitsacidosen verursachten vagotonischen Umstimmung des Körpers im *Training* beschrieben. Die Beobachtungen von *Buytendyk* und von *A. Loewy* bei der Winterolympiade 1928 bestätigten seine Erfahrung aus dem Jahre 1925, daß die Arbeitsacidose bald kompensiert wird und daß sie nach *lange* dauernden Anstrengungen sogar *über*kompensiert werden kann. Da wir ein ganz besonders schweres Training durchführten (14stündige Hochtouren!), ist dieser Vorgang erklärlich.

Hinzu dürfte zu dem Arbeitseinfluß in erster Linie noch die Wirkung der starken *Besonnung* kommen. Wir kennen auch bei der Rachitistherapie die Entstehung eines alkalotischen Zustandes durch wiederholte Bestrahlung der Kinder mit künstlicher Höhensonne. *Rothmann* beschrieb 1923 ein „Nachlassen des Sympathicustonus" nach künstlichen und natürlichen Lichtbädern; ebenso *Azuma. Schenk* konnte auf diese *Umstimmung* die von *Heiss* nachgewiesene Leistungssteigerung — bei gleichzeitiger Abnahme der Arbeitspulsbeschleunigung — durch derartige Bestrahlungen zurückführen. Heute werden sie aus diesem Grunde auf Anregung amerikanischer Sportmänner von sehr vielen Sportleuten zur schnelleren Erreichung eines hohen Trainingszustandes benutzt. Und diesen Vorgang erlebten wir durch die stundenlange Einwirkung der Gebirgssonne auf unseren häufig entblößten Oberkörper über den stark reflektierenden Schneefeldern.

Bei Ho. und bei mir trat der Umschwung schon nach 3, bei Mü. nach 6 und bei Wi. nach 9 Tagen ein. Ich habe oft im Tieflande an mir selbst und an vielen anderen die Wirkung eines scharfen Trainings

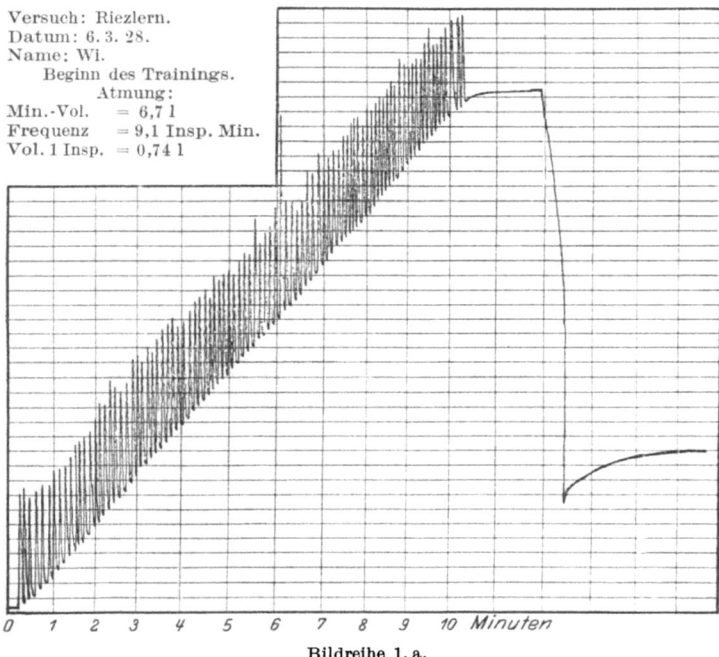

Bildreihe 1, a.

beobachtet, aber niemals sah ich *in so kurzer Zeit* einen *derart hohen Trainingszustand* eintreten.

Als Folge dieser wohl auf Einsparung von Alkalien und stärkerer Pufferung der Gewebe zurückzuführenden alkalotischen Umstimmung werden jetzt nicht nur die Arbeitsacidosen besser vertragen, sondern bekommt auch das parasympathische System ein deutliches Übergewicht über seinen sympathischen Gegner. Wir besprachen schon seinen verstärkten Einfluß auf die Kreislauforgane; dasselbe sehen wir bei der *Atmung:* sie wird auch — jedoch keineswegs stets in demselben Maße — *langsamer und tiefer* (Bildreihe 1), nach der Ausatmung sieht man oft 3—8 Sekunden lange Pausen, und nicht selten beobachtet man sogar das Auftreten von *Seufzerzwang* (Bildreihe 2). Mitunter wird auch die Atmung *periodisch* (Bildreihe 3).

Wir sahen also bei unseren Kursteilnehmern außerordentlich rasch die Erscheinungen eines hohen körperlichen Trainingszustandes auftreten als Folge verschiedener Einflüsse, insbesondere häufiger schwerer

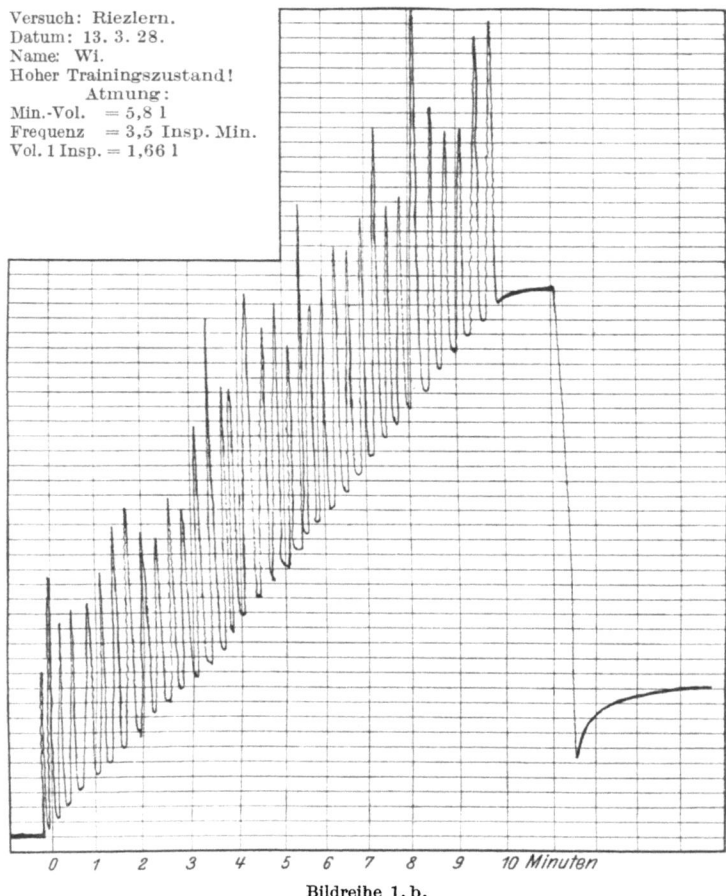

Bildreihe 1, b.
Bildreihe 1. Der Einfluß eines anstrengenden Trainings in der Höhe auf die Atmung:
Vertiefung und Verlangsamung.

Arbeitsverrichtung in Höhen zwischen 1100 und 2500 m und starker Besonnung unserer Körper. Die hier sich offenbarende Umstellung des Körpers führte zu einem *Verschwinden* der ersten an die Bergkrankheit erinnernden Höhenerscheinungen.

Verständlich ist auch die oft auffallend lange *Nachwirkung* unserer Arbeitsleistung. Schon 1891 hat A. *Loewy* diese Verlängerung auf Grund seiner Kenntnis der Wirkung einer niedrigeren Sauerstoffspannung

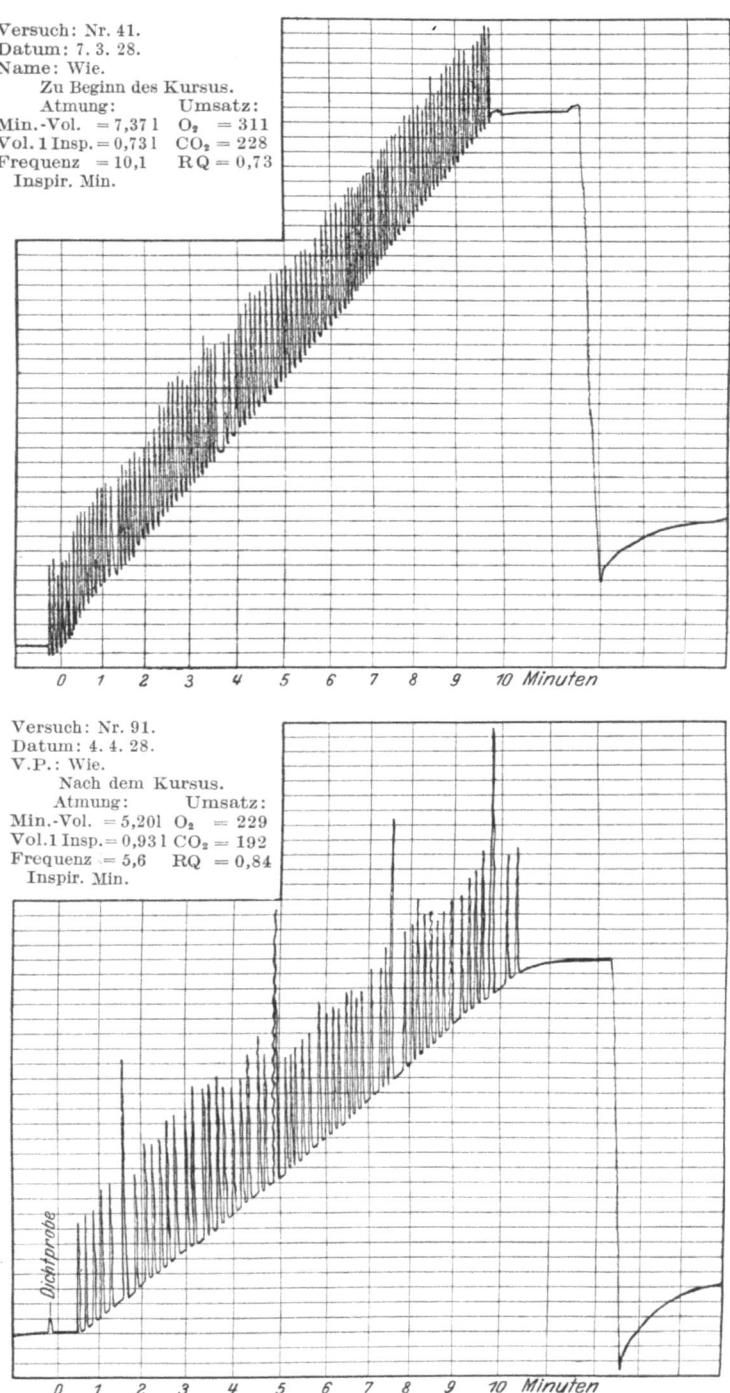

Bildreihe 2. Die Änderung des Atembildes durch ein schweres Training in der Höhe: *Seufzerzwang*.

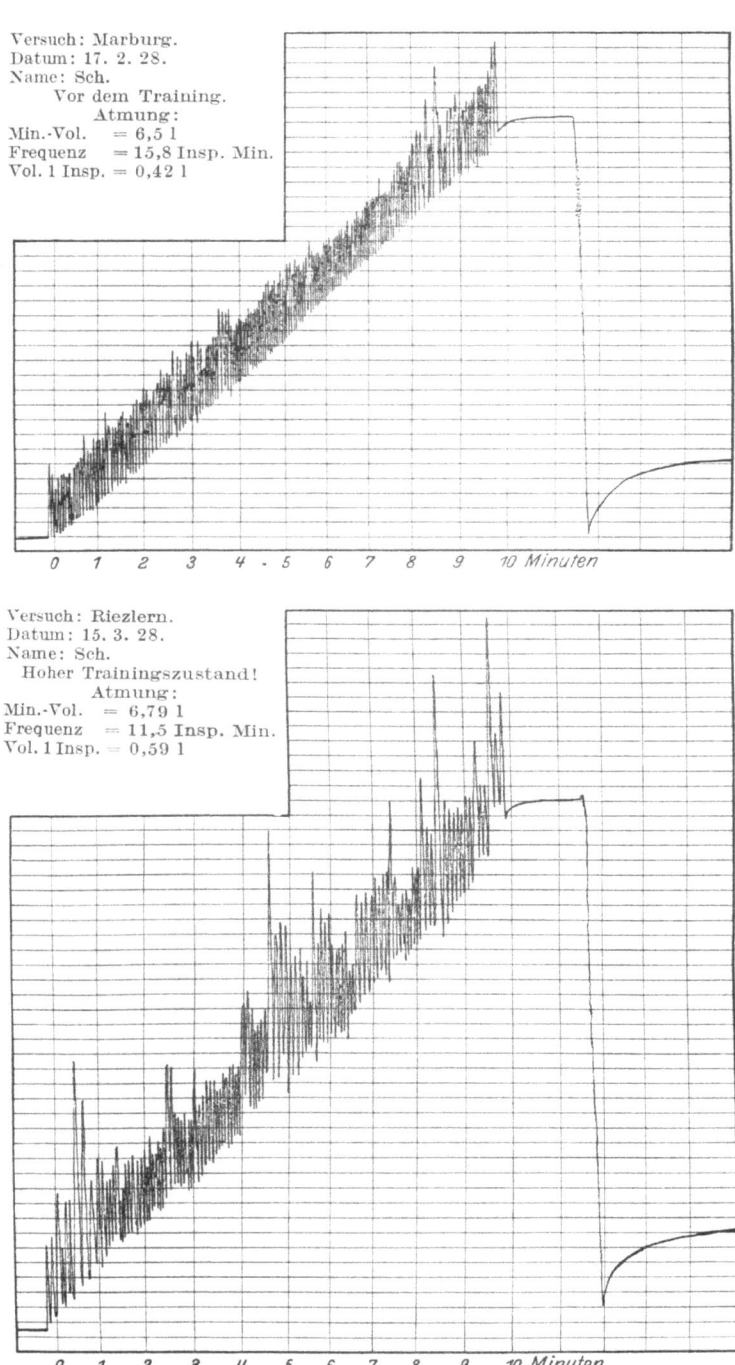

Bildreihe 3. Die Änderung des Atembildes während des Trainings in der Höhe: *rhythmisches Atmen*.

vermutet. *Durig* beschrieb 1913 eine morgendliche Steigerung der Verbrennungen als Folge einer Gebirgstour am Tage vorher. Es sei in diesem Zusammenhange nur darauf hingewiesen, daß die nach großen Anstrengungen oft zwei bis drei Tage lang vermehrte N-Ausscheidung schon bei den Untersuchungen von *Fraenkel* und *Geppert* im Jahre 1883, sowie bei denjenigen von *Terray* (1897) in sauerstoffarmer Luft bedeutend verstärkt war.

V. Zusammenfassung.

Die von mir an 10 Personen im März 1928 während eines anstrengenden Skitrainings in 1100—2500 m Höhe vorgenommenen Gasstoffwechseluntersuchungen hatten folgendes Ergebnis:

1. Im Beginn ihres Höhen-Aufenthaltes zeigte ein Teil der Untersuchten eine deutliche, 5—20% betragende Erhöhung ihres Stoffumsatzes gegenüber ihren Heimatswerten; andere nicht. Diese Steigerung klang in einigen Tagen ab.

2. Das scharfe Höhentraining zeitigte im Beginn des Kurses eine *morgendliche Umsatzsteigerung* von im Mittel 20% (Grenzwerte 11,5 und 31,4%), die während des Trainings allmählich geringer wurde.

3. Diese häufig als allgemeine Trainingseigentümlichkeit beschriebene Umsatzsteigerung wird daher als Erscheinung der *Nachwirkung* unserer großen Anstrengungen aufgefaßt. Nach ihrem Abklingen war der Umsatz bald nach dem Training sogar *erniedrigt*, und zwar bis um 7,7%.

4. Alle *Einzelleistungen* zeitigten Umsatzerhöhungen, die teils bis zum nächsten Morgen den Ausgangswert wieder erreichten, teils längere Zeit bestehen blieben. Einmal wurde nach einer sehr anstrengenden Gipfelbesteigung im *Erschöpfungszustand* ein stark erniedrigter Sauerstoffverbrauch festgestellt, der während einstündigen Schlafes dann sehr erheblich über den Ausgangswert stieg. Bemerkenswert ist, daß während des Erschöpfungszustandes zwar der O-Verbrauch sehr gering war, daß jedoch der RQ 1,18 betrug, als Zeichen der starken Kohlensäureaustreibung durch die in großer Menge angesammelten sauren Spaltprodukte. Nach dem Schlaf war der RQ sehr niedrig (0,58).

5. Die zunächst etwas oberflächliche *Atmung* wurde während des Trainings allmählich langsamer und tiefer; nicht selten trat *Seufzerzwang* und *periodisches Atmen* auf.

6. Gleichzeitig sanken die *Pulszahlen* stark ab, bis auf 40 und 38 Schläge in der Minute; nicht selten trat eine deutliche *respiratorische Arrhythmie* auf.

5 und 6 sind die äußeren Zeichen des unerwartet schnell erreichten hohen Trainingszustandes.

Die Anregung zu dieser Arbeit und viele Ratschläge bei ihrer Durchführung verdanke ich Herrn Prof. *P. Schenk*. Das Preußische Ministerium für Volkswohlfahrt unterstützte mich in wirtschaftlicher Beziehung. Für alle diese Hilfen sage ich auch an dieser Stelle meinen aufrichtigen Dank.

Anhang.

Ergänzende Gasstoffwechseluntersuchungen im Tiefland bei kurzdauernder schwerer Arbeit und im Training.

Inhaltsübersicht.
I. Einleitung.
II. Beobachtung verschiedener Wettläufe über 200, 800 und 3000 m.
III. Beobachtung des siebenmonatigen Trainings eines Kurzstreckenläufers.
IV. Besprechung der Versuchsergebnisse.
V. Zusammenfassung.
VI. Literaturverzeichnis.

I. Einleitung.

Zur Klärung mancher im Gebirge beobachteten Eigentümlichkeiten des Arbeitsstoffwechsels habe ich eine Anzahl Leistungsversuche und eine Trainungsbeobachtung *im Tiefland* durchgeführt, deren Ergebnisse hier kurz mitgeteilt werden sollen.

An den Untersuchungen nahmen außer mir (Teil I unserer Arbeit, Tab. 1, St., Vitalkapazität 5,14 l) teil: ein 21 Jahre alter, 173 cm großer und 61 kg schwerer Mittelstreckenläufer Th. mit einer Vitalkapazität von 4,90 l, und ein 25 Jahre alter, 171 ccm großer und 71 kg schwerer Kurzstreckenläufer Cr. mit einer Vitalkapazität von 4,58 l.

Untersuchen wollte ich insbesondere in zusammenhängender Weise die Veränderungen der Atmung sofort nach verschiedenartigen Einzelleistungen, im engsten Zusammenhange mit dem Verhalten des Gaswechsels und insbesondere mit den Verschiebungen des respiratorischen Quotienten. Ich hoffte auf diese Weise auch Aufklärung über die Erscheinungen in dem in Teil I beschriebenen Erschöpfungszustand von Wi. zu erlangen.

Sodann sollte ein über längere Zeit ausgedehntes Training zur Beobachtung kommen, um den Einfluß desselben auf den wahren Grundumsatz zu erkennen.

Ich berichte zunächst über die Einzelleistungen:

II. Beobachtung verschiedener Wettläufe über 200, 800 und 3000 m.

Es wurden beobachtet je zwei 200 m- und 800 m-Läufe (sehr scharf, im Wettkampf) und ein ohne jeden Spurt möglichst gleichmäßig durchgehaltener 3000 m-Lauf.

Die Dauer der Gasstoffwechselbestimmungen mußte hier natürlich erheblich verringert werden, damit die sich rasch verändernden Bilder gefaßt werden konnten. Der erste Versuch gleich nach dem Lauf dauerte jedesmal nur $2^1/_2$, die folgenden immer 5 Minuten.

Die Ergebnisse finden sich in Tab. 1 und Abb. 1. Bemerkenswert ist darin der *wellenförmige* Verlauf der O-Aufnahme und der CO_2-Ausscheidung, sowie ihr verschiedenartiges Verhalten, das *Speck* bereits 1871 beschrieb. *Valentin* (1857) und *Sczelkow* sahen zuerst den Unterschied im Sauerstoffbedarf und der Kohlensäureausscheidung des gereizten Muskels, *Lavoisier* sah ihn schon 1790 beim arbeitenden Menschen, jedoch wies *Speck* beim arbeitenden Menschen als erster planmäßig das verschiedenartige Verhalten von Sauerstoffaufnahme und Kohlensäureausscheidung während und nach der Arbeit nach. ,,Sie folgen verschiedenen Gesetzen'', schreibt er; ,,die Kohlensäureausscheidung ist *nicht* das Maß der *gebildeten* Kohlensäure, sondern diese wird *ausgewaschen*''.

Wir sehen dieses verschiedenartige Verhalten sehr deutlich in den Kurven der Abb. 1: der O_2-*Bedarf* steigt durch die Arbeitsleistung auf den drei- bis fünffachen Wert und fällt innerhalb 30—60 Minuten bis in die Nähe des Ausgangswertes zurück, sinkt zeitweilig sogar etwas *unter* denselben. Nach dem 3000 m-Lauf sank er z. B. innerhalb 29 Minuten deutlich bis unter den Ausgangswert und blieb während der nächsten 100 Minuten unter ihm. Zu dieser Zeit waren zweifellos die sauren Spaltungsprodukte im Körper noch nicht aufgebraucht. Ihre Menge wird daher *nicht* durch den augenblicklichen Sauerstoffverbrauch gekennzeichnet, weil dieser aus noch nicht erkannten Gründen vorübergehend — meist zwischen 30 und 120 Minuten nach der Anstrengung — bis unter den Wert *vor* der Leistung sinken kann. Näheres hierüber wurde bereits auf S. 11—13 ausgeführt. Auch in dem hier beschriebenen Falle war der Untersuchte im Vorversuch völlig ruhig, hatte *kein* Startfieber, war ausgeruht, jedoch nicht völlig nüchtern.

Die CO_2-*Ausscheidung* steigt meist noch steiler und höher an, sinkt etwa 20 Minuten nach der Leistung auf den Ausgangswert, und sofort danach ziemlich *weit unter* denselben.

Infolgedessen zeigt der *respiratorische Quotient* ein — im wesentlichen durch den starken Wechsel der CO_2 - Ausscheidung bedingtes —

Tabelle 1. *Die Erholung von verschiedenen Einzelleistungen.*

Versuchs Nr.	V.P.	Leistung	O_2 (reduz.)	CO_2 (reduz.)	RQ	Puls	Bemerkungen
106*	Cr.	200 m-Lauf in 21,4 Sek.	274	252	0,92	68	vorm. nüchtern, kurz vor dem Lauf
107*			756	1116	1,48	116	40 Sek. nach dem Lauf
108			473	347	0,73	102	10 Min. ,, ,, ,,
109			319	209	0,65	88	34 ,, ,, ,, ,,
110*			298	198	0,66	74	54 ,, ,, ,, ,,
112*	Cr.	200 m-Lauf in 21,9 Sek.	250	221	0,88	58	vorm. nüchtern
113			250	220	0,88	60	vorm. nüchtern
114			308	277	0,90	78	nachm., vor dem Lauf, $^1/_2$ Std. gelegen
115			1516	1265	0,83	124	15 Sek. nach dem Lauf
116			563	477	0,85	112	10 Min. ,, ,, ,,
117			396	206	0,52	92	21 ,, ,, ,, ,,
118			295	225	0,77	80	60 ,, ,, ,, ,,
119			295	232	0,79	80	80 ,, ,, ,, ,,
93	St.	800 m-Lauf in 2 Min. 12 Sek.	285	260	0,91	60	vor dem Lauf $^1/_2$ Std. gelegen
94			1057	611	0,58	120	3 Min. nach dem Lauf
95			466	193	0,41	102	16 ,, ,, ,, ,,
96			366	233	0,64	82	39 ,, ,, ,, ,,
97			287	203	0,71	80	46 ,, ,, ,, ,,
98	Th.	800 m-Lauf in 2 Min. 10 Sek.	301	273	0,91	66	vor dem Lauf $^1/_2$ Std. gelegen
99			319	259	0,81	64	vor dem Lauf $^3/_4$ Std. gelegen
100			675	888	1,31	120	12 Sek. nach dem Lauf
101			409	305	0,75	92	15 Min. ,, ,, ,,
102			321	213	0,66	84	27 ,, ,, ,, ,,
103			293	225	0,77	84	62 ,, ,, ,, ,,
111			239	248	1,03	56	nächster Morgen, nüchtern (13 Std. nach dem Lauf)
120			244	251	1,03	60	vorm. nüchtern
121	St.	3000 m-Lauf in 10 Min. 18 Sek. gleichmäßig ohne Spurt	244	185	0,76	58	vorm. nüchtern
122*			337	319	0,95	88	nachm., vor dem Lauf, $^1/_2$ Std. gelegen
123*			737	850	1,15	112	10 Sek. nach dem Lauf
124*			397	369	0,93	96	12 Min. ,, ,, ,,
125*			323	256	0,79	92	29 ,, ,, ,, ,,
126*			316	193	0,61	84	47 ,, ,, ,, ,,
127			312	—	—	80	65 ,, ,, ,, ,,
128			312	281	0,90	80	95 ,, ,, ,, ,,
129*			291	267	0,92	76	125 ,, ,, ,, ,,
130			261	255	0,98	58	nächster Morgen, nüchtern (17 Std. nach dem Lauf)

(Die mit einem * bezeichneten Befunde sind in den Atemkurven bildmäßig wiedergegeben.)

Schwanken. Werte von 1,31 und 1,48 gingen ziemlich schroff in solche von 0,52 und 0,41 über.

Die *Ursache* dieser starken Schwankungen in der CO_2-Ausscheidung ist in dem Auftreten großer Mengen saurer Spaltungskörper während

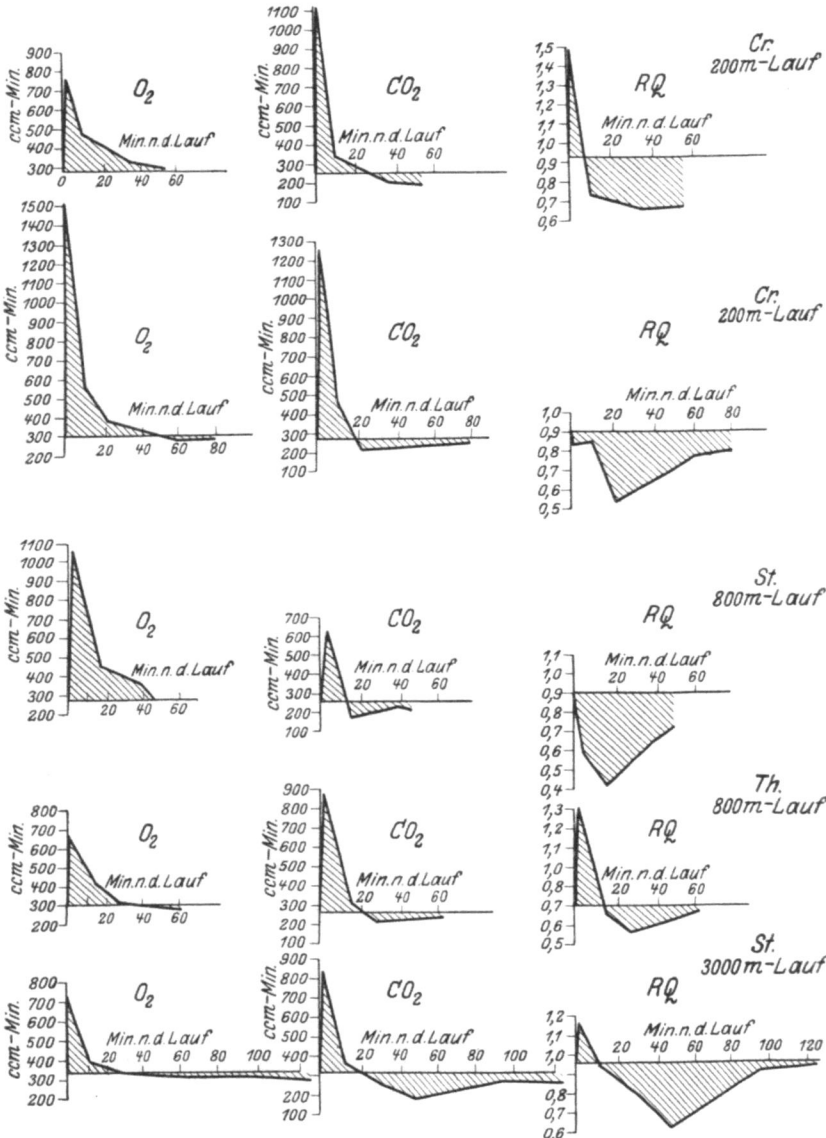

Abb. 1. Das Verhalten von O_2-Verbrauch, CO_2-Ausscheidung und RQ nach verschieden schweren Einzelleistungen. Ergänzung zu Tab. 1.

der zahlreichen Fibrillenverkürzungen zu sehen. Der Physiologe *Hermann* unterschied 1867 wohl als erster die heute uns allen geläufigen zwei Phasen der Muskelverkürzung. Nach ihm betonten *O. Nasse* (1879) und *Speck* (1891), daß bei der Muskeltätigkeit „eine *Spaltung* allein oder hauptsächlich mit der Entwicklung der Kraft verknüpft ist. Im zweiten Akt zerfallen diese Stoffe unter Sauerstoffaufnahme. Anhäufung dieser bei der Muskeltätigkeit übrigbleibenden Verbindungen mit hohem Oxydationsbedarf ist die Ursache der *Nachwirkung* körperlicher Arbeit, wie ich *(Speck)* 1885 gezeigt habe".

Brechmann hat kürzlich (1927) ähnliche Erholungskurven wie wir (in Abb. 1) dargestellt.

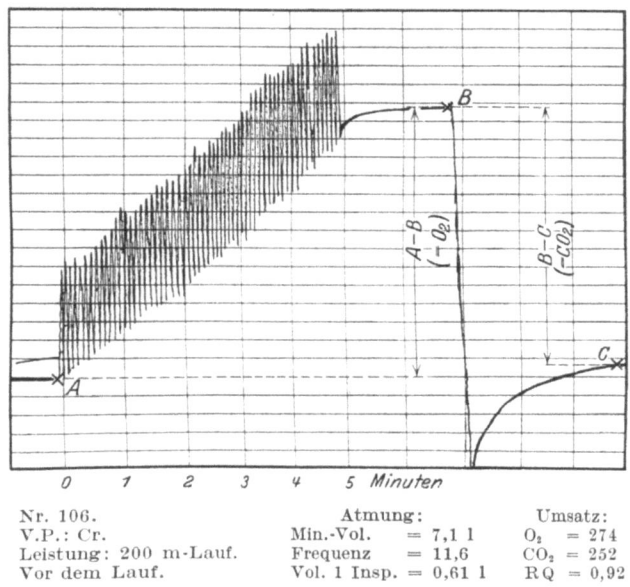

Nr. 106.	Atmung:	Umsatz:
V.P.: Cr.	Min.-Vol. = 7,1 l	O_2 = 274
Leistung: 200 m-Lauf.	Frequenz = 11,6	CO_2 = 252
Vor dem Lauf.	Vol. 1 Insp. = 0,61 l	RQ = 0,92

Bildreihe 1, a.

Die von uns während der Versuche geschriebenen und aus wirtschaftlichen Gründen leider nur in dieser kleinen Auswahl wiederzugebenden *Atembilder* (Bildreihe 1 und 2) zeigen sehr deutlich das starke Anschwellen von Atembreite und -zahl durch den Lauf. Auf jedem Bild sind außer den Gaswechselwerten auch Minutenvolumen, Atemzahl und -breite verzeichnet: Größtes gemessenes Min.-Volumen 71,8 l; höchste Atemzahl 31,2 in der Minute; größte Atembreite 2,78 l. Gleichzeitig kann man aus ihnen sofort die Höhe des RQ ablesen; denn der Höhenunterschied zwischen A und B (Bildreihe 1, Kurve 1) stellt die Menge des verbrauchten O_2, der Höhenunterschied zwischen B und C die Menge der ausgeschiedenen CO_2 dar. Das Verhältnis BC:AB gibt demnach die Höhe des RQ an.

Man erkennt, wie zur Zeit der geringsten CO_2-Ausscheidung *die Atmung auffällig schmal* wird! Ich sah *stets* während geringer CO_2-Ausscheidung

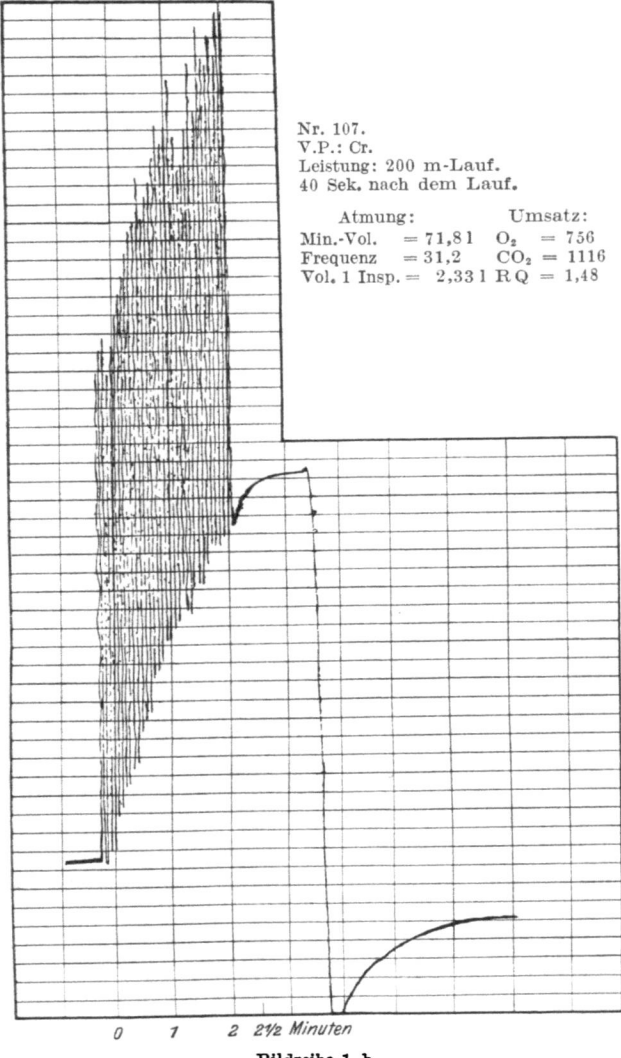

Bildreihe 1, b.

oberflächliche Atmung; „sparsames Atmen" sagt *Speck*. Dabei ist sie so lange unregelmäßig, bis nach Absättigung der bei der Aufarbeitung der sauren Spaltungskörper freiwerdenden Alkalien die ursprüngliche

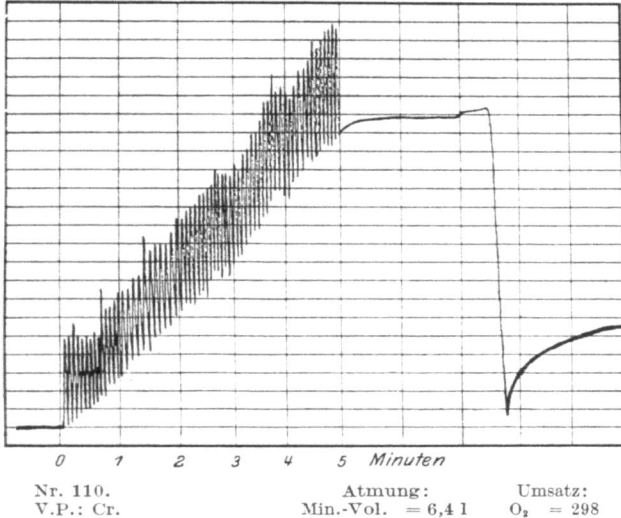

Nr. 110.
V.P.: Cr.
Leistung: 200 m-Lauf.
54 Min. nach dem Lauf.

Atmung:
Min.-Vol. = 6,4 l
Frequenz = 12,6
Vol. 1 Insp. = 0,51 l

Umsatz:
O_2 = 298
CO_2 = 198
RQ = 0,66

Bildreihe 1, c.

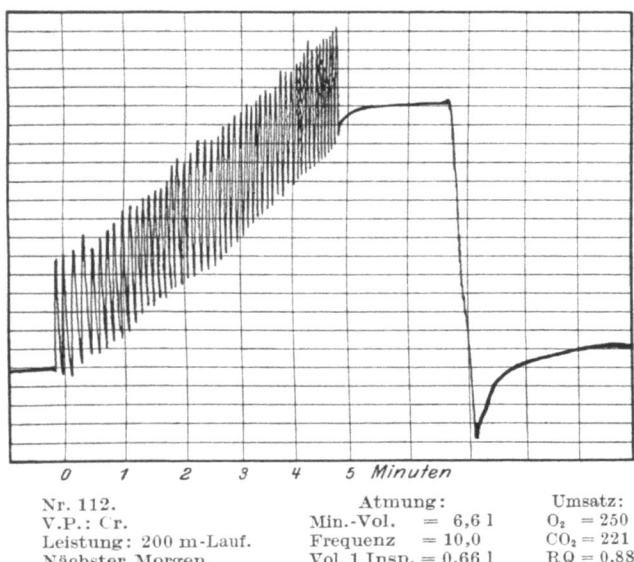

Nr. 112.
V.P.: Cr.
Leistung: 200 m-Lauf.
Nächster Morgen.

Atmung:
Min.-Vol. = 6,6 l
Frequenz = 10,0
Vol. 1 Insp. = 0,66 l

Umsatz:
O_2 = 250
CO_2 = 221
RQ = 0,88

Bildreihe 1, d.

Bildreihe 1, a—d. Der Einfluß eines *scharfen 200 m-Laufes* (in 22,4 Sek.) auf die Atmung. Man beachte den hohen RQ in Bild 1b, den niedrigen in Bild 1c, sowie die auffallend kleine Atem*breite* und unregelmäßige Atemführung zur Zeit der geringsten CO_2-Ausscheidung.

Kohlensäurespannung erreicht ist und wieder die konstitutionell großen Kohlensäureüberschüsse entstehen.

Aus Tab. 1 und Abb. 1 sowie Bildreihe 2 ist ersichtlich, daß der gleichmäßige lange Lauf über 3000 m in 10 Minuten 18 Sekunden weniger stürmische Erscheinungen macht als der kurze Spurt über 200 m in 21,4 Sekun-

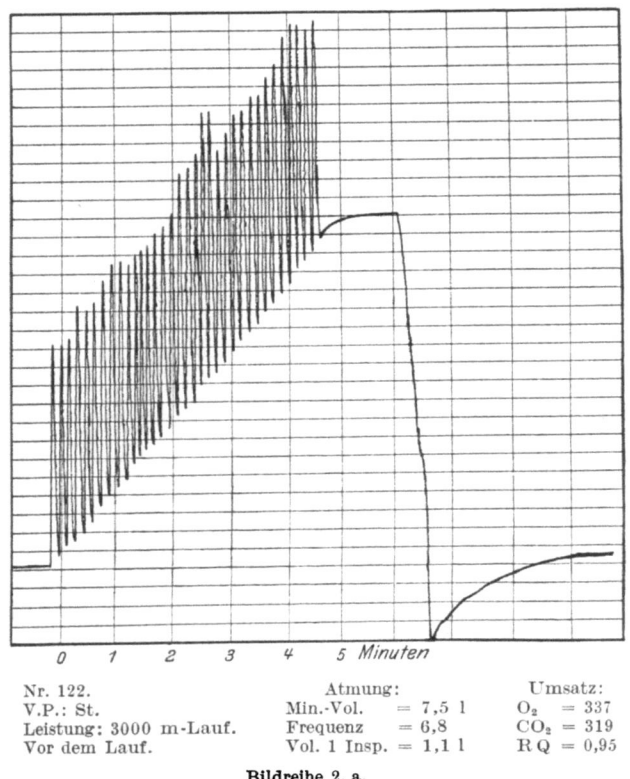

Nr. 122.	Atmung:	Umsatz:
V.P.: St.	Min.-Vol. = 7,5 l	O_2 = 337
Leistung: 3000 m-Lauf.	Frequenz = 6,8	CO_2 = 319
Vor dem Lauf.	Vol. 1 Insp. = 1,1 l	R Q = 0,95

Bildreihe 2, a.

den. Auch hier entspricht dem hohen R Q eine tiefe Atmung und einem niedrigen R Q eine flache Atmung. Beide entsprechen sich stets!

III. Beobachtung des siebenmonatigen Trainings eines Kurzstreckenläufers.

Das von mir beobachtete Training des Kurzstreckenläufers Cr. (200 m-Bezirksmeister) ist in seinem Einfluß auf den Grundumsatz in Tab. 2 zu erkennen. Es wurden Beobachtungen vom Februar bis zum September 1928 angestellt: zunächst vor Beginn der Trainingsvorbereitung, dann während täglicher Massage und Gymnastik, darauf im Training und zum Schluß 14 Tage nach der letzten Anstrengung.

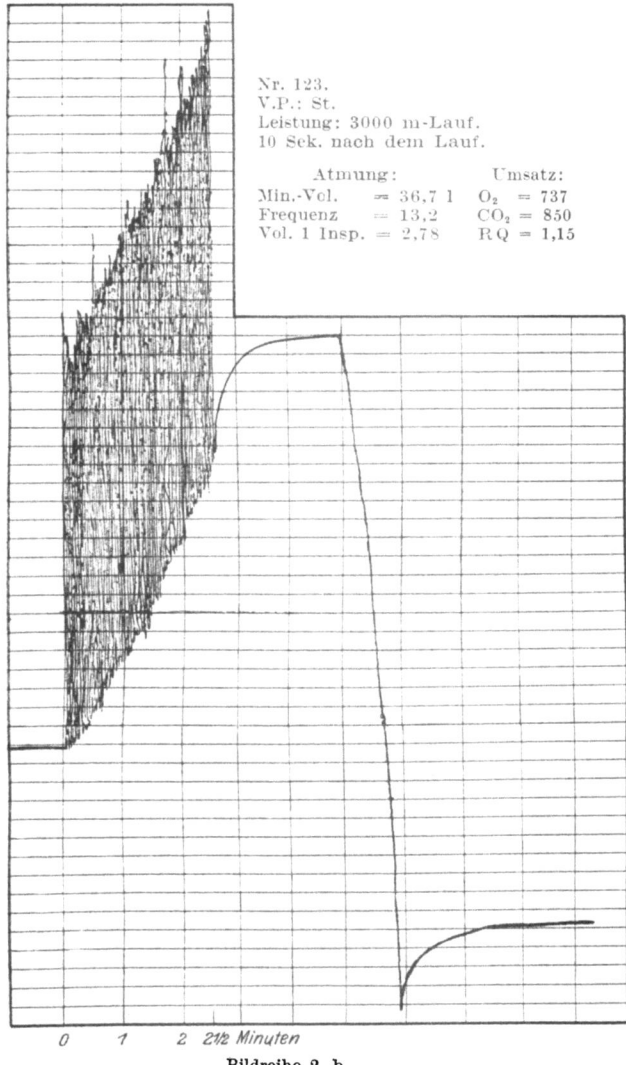

Bildreihe 2, b.

Die Liste zeigt, daß der morgendliche O_2-Verbrauch zunächst während Massage und Gymnastik ungefähr auf gleicher Höhe bleibt, daß er dann aber im Training um $7,1\%$ ansteigt. Wiederum wird es sich hier zur Zeit der täglichen Anstrengungen wohl *nicht* um den wahren Grundumsatz handeln aus denselben Gründen, die ich in Teil I dargelegt habe, so daß man diese Zahlen nur als Proben des morgendlichen Ruheumsatzes

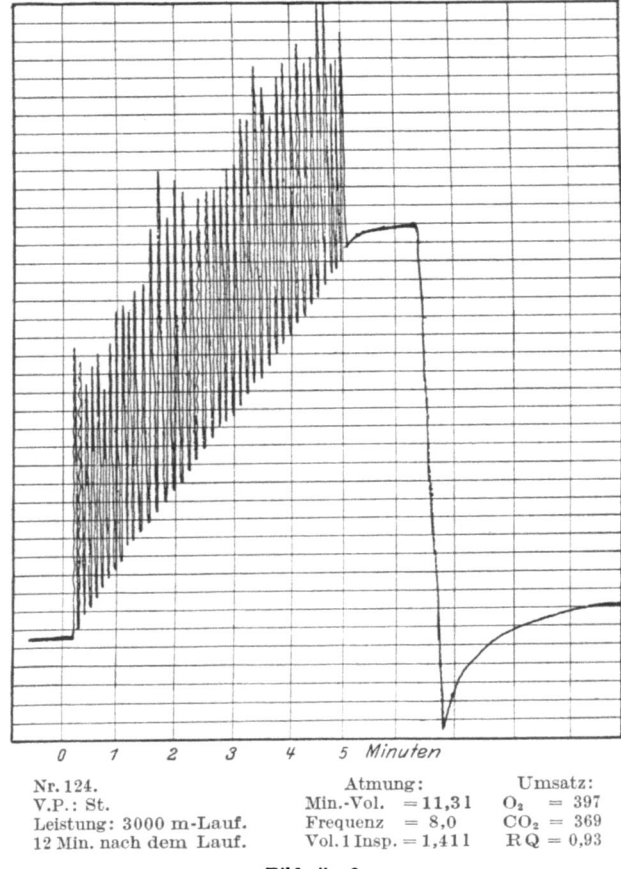

Nr. 124.
V.P.: St.
Leistung: 3000 m-Lauf.
12 Min. nach dem Lauf.

Atmung:
Min.-Vol. = 11,3 l
Frequenz = 8,0
Vol. 1 Insp. = 1,411

Umsatz:
O_2 = 397
CO_2 = 369
RQ = 0,93

Bildreihe 2, c.

ansehen darf. Nach 14 tägiger Muskelruhe fällt der morgendliche O_2-Verbrauch etwas unter den Wert vor dem Training ($-2,1^0/_0$).

IV. Besprechung der Versuchsergebnisse.

Diese *Nachversuche* zeigen zusammenhängend die Veränderungen des Atembildes und des RQ durch verschiedene Leistungen und geben dadurch Aufschluß über einige Fragen, die während des Skikurses aufgetaucht waren.

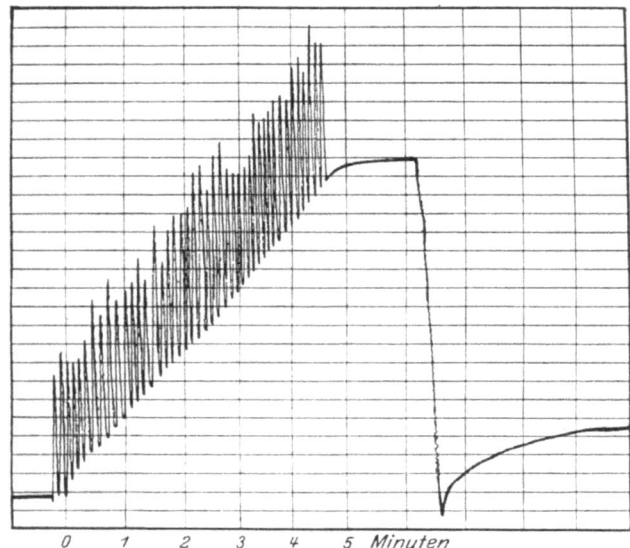

Nr. 125.
V.P.: St.
Leistung: 3000 m-Lauf.
29 Min. nach dem Lauf.

Atmung:
Min.-Vol. = 6,2 l
Frequenz = 8,6
Vol. 1 Insp. = 0,72 l

Umsatz:
O_2 = 323
CO_2 = 256
RQ = 0,79

Bildreihe 2, d.

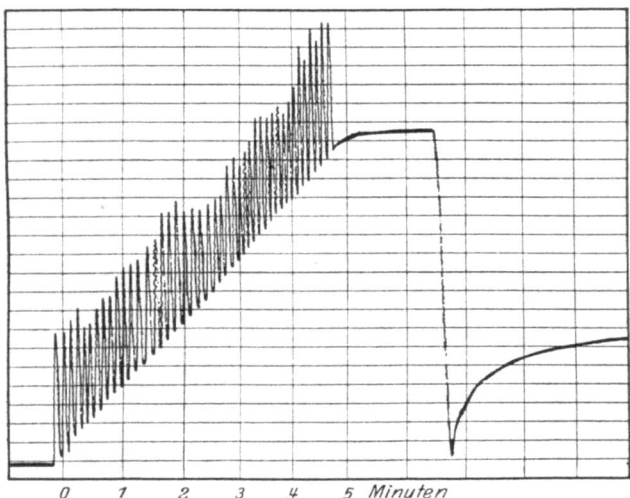

Nr. 126.
V.P.: St.
Leistung: 3000 m-Lauf.
47 Min. nach dem Lauf.

Atmung:
Min.-Vol. = 4,7 l
Frequenz = 8,6
Vol. 1 Insp. = 0,55 l

Umsatz:
O_2 = 316
CO_2 = 193
RQ = 0,61

Bildreihe 2, e.

Das *Training* eines Kurzstreckenläufers zeigte 14 Tage nach Aufhören der schwersten Anstrengungen wiederum ein Sinken des O_2-Bedürfnisses auf und unter die Vortrainingswerte.

Der Unterschied ist auch hier so gering, daß auf diesen einen Befund hin neben den vier in gleicher Richtung gehenden Beobachtungen in

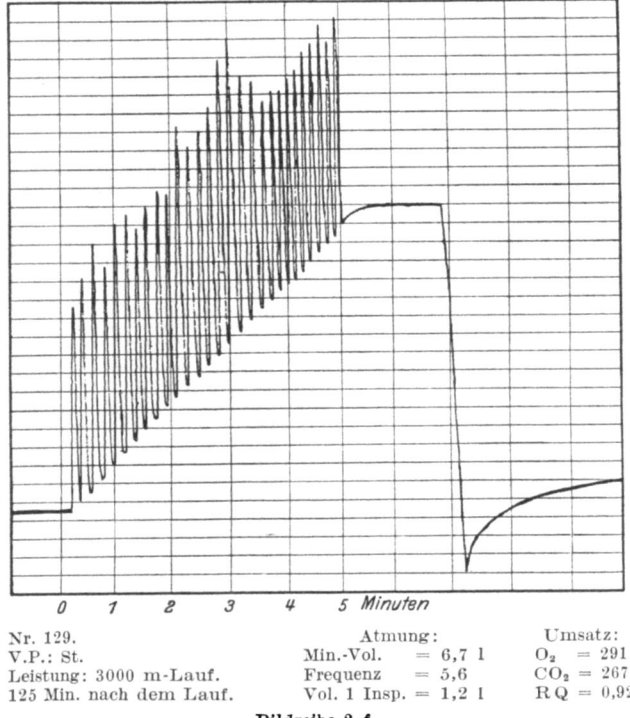

Nr. 129.
V.P.: St.
Leistung: 3000 m-Lauf.
125 Min. nach dem Lauf.

Atmung:
Min.-Vol. = 6,7 l
Frequenz = 5,6
Vol. 1 Insp. = 1,2 l

Umsatz:
O_2 = 291
CO_2 = 267
RQ = 0,92

Bildreihe 2, f.

Bildreihe 2, a–f. Die Wirkung eines *3000 m-Laufes* ohne „Spurt" ist weniger plötzlich, erstreckt sich jedoch auf längere Zeit. 47 Min. nach der Leistung (Bild 2, e), auch hier „sparsames Atmen" infolge geringer CO_2-Ausscheidung.

Riezlern, die auch nur geringe Umsatzsenkungen ergaben, noch nicht gesagt werden kann, daß das Training den wahren Grundumsatz erniedrigt. Jedoch gibt die Tatsache, daß *alle* von mir angestellten Spätversuche (außer bei Sch., der aber wiederum trainierte) dasselbe Resultat zeitigten, Anlaß dazu, eine *stoffumsatzsteigernde Wirkung des Trainings in Frage zu stellen und sogar auch eine erniedrigende Wirkung auf den wahren Grundumsatz für möglich zu halten*. Eine sehr wesentliche Ursache dieser Erniedrigung könnte die allmählich erlernte vollständigere Entspannung der Muskulatur sein.

Jedenfalls glaube ich das eine erwiesen zu haben, daß die *großen Umsatzsteigerungen, die bisher beim trainierenden Menschen gefunden sind, nicht den wahren Grundumsatz betreffen, sondern noch auf Rechnung der vorhergehenden Leistungen kommen.* Sie sind *Erholungs*umsätze.

Es bedarf noch weiterer genauester Untersuchungen über das Verhalten des wahren Grundumsatzes beim Trainierenden, die jedoch mit

Tabelle 2. *Der Umsatz eines guten Kurzstreckenläufers während einer siebenmonatigen Trainingszeit.*

Nr.	Datum	O_2 (reduz.)	RQ (reduz.)	Bemerkungen
1a	4. 2. 28	258	0,80	vor Beginn des Trainings
b		249	0,78	Gewicht 71 kg
	Mittel:	253,5	0,790	
2a	25. 4. 28	250	0,83	Massage, Gymnastik, noch kein Lauf!
b		250	0,83	Gewicht 70 kg
	Mittel:	250,0	0,830	
3a	14. 6. 28	266	0,91	scharfes Training, täglich mehrere Läufe,
b		266	0,85	Gewicht 68 kg
	Mittel:	266,0	0,880	
4a	30. 6. 28	274	0,92	scharfes Training, öfters Wettkämpfe.
b		272	0,93	Gewicht 68 kg
	Mittel:	273,0	0,925	
5a	26. 7. 28	250	0,88	weniger trainiert,
b		250	0,88	läuft in Wettkämpfen sehr gute Zeiten.
	Mittel:	250,0	0,880	Gewicht 69 kg
6a	14. 9. 28	247	0,95	seit 14 Tagen kein Training mehr.
b		249	0,93	Gewicht 71 kg
	Mittel:	248,0	0,940	

den größten Schwierigkeiten verknüpft sind, weil bei ihrer richtigen Durchführung eine Summe von Einflüssen zu berücksichtigen ist, die bei den *üblichen* Gasstoffwechseluntersuchungen *keine* Rolle spielen:

Zunächst muß das Training anstrengend genug und zusammenhängend sein. Man darf also nicht *so* geringe Leistungen wählen und auch nicht *so* lange warten, bis jeweils die Leistungsfolgen völlig abgeklungen sind; denn in diesem Falle würde man nicht mehr von einem ernsthaften Training sprechen können. Hierdurch entsteht eine große Schwierigkeit: läßt man Ruhepausen von etwa 2—3 Tagen eintreten, um das Abklingen der Leistungsfolgen abzuwarten, so hat man kein richtiges Training mehr vor sich, läßt man dagegen den zu untersuchenden Sportsmann täglich energisch arbeiten, so kann man nie den wahren Grundumsatz bestimmen. Die einzige Möglichkeit bestände darin, ein scharfes Training bis zur Erreichung eines hohen Trainingszustandes durchzuführen und danach das Ausklingen der Folgen zu beobachten. Dieses müßte an vielen Personen durchgeführt und bei jeder mehrfach nach längeren Pausen unter stets gleichen Bedingungen (in bezug auf Leistung, Nahrung, Zeiteinteilung usw.) bei genauester Kontrolle wiederholt werden.

V. Zusammenfassung.

In einigen Versuchen wurde die Wirkung scharfer *Wettläufe* sowie diejenige eines siebenmonatigen *Trainings* auf unseren Gaswechsel beobachtet. Das Ergebnis war folgendes:

1. Während eines Wettlaufes über 200—800 m stieg die *Sauerstoffaufnahme* stark an und fiel innerhalb einer halben bis ganzen Stunde fast bis auf den Ausgangswert zurück. Nicht selten sank sie vorübergehend bis *unter* denselben.

2. Die *Kohlensäureausscheidung* stieg zunächst viel steiler an, weil ihr Wert sich aus der durch die Mehrverbrennung (im Rahmen der Arbeitsleistung) vermehrt gebildeten *und* der aus ihrer Alkalibindung verdrängten Kohlensäure zusammensetzt. Nach einigen, etwa 20 Minuten sank ihre Ausscheidung *unter* den Ruhewert, obwohl ihre Entstehung im Körper zweifellos denselben noch überschritt. Sie wird jetzt jedoch eingespart zur Absättigung der Alkalien, die bei der (in der Erholungszeit stattfindenden) oxydativen Aufarbeitung der sauren Spaltprodukte frei werden.

3. Der *RQ stieg* in der ersten Minute nach dem Lauf bis auf 1,48 und *sank* dann innerhalb 20—30 Minuten erheblich, z. B. bis auf 0,41.

4. Dabei zeigten die *Atembilder* zuerst eine sehr hohe Atemzahl (bis auf 80 Atemzüge in der Minute) und eine sehr starke Vertiefung der Atmung bis auf 2,3 l bei jedem Atemzug.

5. Stets entsprach die Atmungstiefe der Größe der Kohlensäureausscheidung und der Höhe des RQ: während der Kohlensäureauswaschung ist die Atmung tief und der RQ groß, während ihrer Einsparung ist die Atmungsbreite klein, die Atmung selbst unregelmäßig und der RQ niedrig.

6. Im *Training* stieg der morgendliche Sauerstoffverbrauch um etwa 7%. Diese Steigerung dürfte mehr als Erscheinung einer *Nachwirkung* der häufigen Anstrengungen denn als Zeichen einer allgemeinen Erhöhung der Zellumsätze im Körper anzusehen sein. — Nach dem Training scheint der Umsatz *unter* den Ausgangswert zu sinken; dieser Abfall dürfte zum

großen Teil auf die im Training erlernte vollständigere Entspannung der Muskulatur zurückzuführen sein.

VI. Literaturverzeichnis.

Ackermann: Z. klin. Med. **106**, 244 (1927). — *Atzler:* Körper und Arbeit. Handbuch der Arbeitsphysiologie 1927. — *Barcroft:* Die Atmungsfunktion des Blutes. Berlin: Julius Springer 1927. — J. of Physiol. **41**, 355 (1910). — *Benedict:* Proc. nat. Acad. Sci. U.S.A. **6**, 7 (1920). — Boston med. J. **188**, 137 (1923). — *Bert, P.:* C. r. Acad. Sci. Paris **94**, 805 (1882). — *Du Bois, D.* und *E. Du Bois:* Arch. int. med. **15**, 68 (1915). — Tables of normal metabolic rates. Kopenhagen: J. H. Schütz. — *Brechmann:* Z. Biol. **86**, 447 (1927). — *Buytendyk C. J. J.:* bei *Knoll* 1928. — *Durig:* Pflügers Arch. **113**, 213 (1906). — *Durig, A.* und *Zuntz:* Skand. Arch. Physiol. (Berl. u. Lpz.) **29**, 113 (1913). — *Eimer, K.:* Z. exper. Med. **64**, 757 (1929). — *Fraenkel* und *Geppert:* Berlin 1883. — *Fuchs:* Sitzgsber. phys. u. med. Sozietät zu Erlangen **40** (1908); **41** (1909). — *Full* und *Wenzig:* Veröff. Heeressan.wes. 1928, H. 83. Berlin: A. Hirschwald. — *Grober:* Z. physik. Ther. **32** (1926). — *Guillenard, H.:* C. r. Acad. Sci. Paris **181**, 628 (1925). — *Hann, J.:* Handbuch der Klimatologie. 3. A., Bd. 1, S. 241. Stuttgart 1908. — *Harris* und *Benedict:* Carnegie Inst. of Washington, Public. **1919**, Nr 279, 190. — *Herxheimer, Wissing, Wolff:* Klin. Wschr. **1926**, 1711. — *Herxheimer:* Z. exper. Med. **51**, 32 (1926). — *Hingston:* bei *Barcroft* „Atmungsfunktion". — *Jaquet:* Schweiz. med. Wschr. **55**, 755 (1925). — A. P. P. **62** (1910). *Katzenstein:* Pflügers Arch. **49**, 281 (1891). — *Kaup* und *Große:* Münch. med. Wschr. **74**, 1353 (1927). — Z. Kreislaufforschg **1928**, H. 24. — *Knipping:* Ergeb. inn. Med. **31** (1927). — *Knipping* und *Kestner:* Die Ernährung des Menschen. Berlin: Julius Springer 1926. — *Knoll:* Schweiz. med. Wschr. **57**, 361 (1927). — Die sportärztlichen Ergebnisse der zweiten olympischen Winterspiele in St. Moritz 1928. Bern: Paul Haupt. — *Kolb:* Beitr. Physiol. maximaler Muskelarbeit, besonders des modernen Sportes. — *Kutscher* und *Flössner:* Münch. med. Wschr. **1926**, 1434. — Sitzgsber. Ges. Naturwiss. Marburg **62**, 283 (1927). — *Loewy, A.:* Pflügers Arch. **49**, 422 (1891); **207**, 632 (1925). — Erg. Physiol. **24**, 216 (1925). — Erg. Hyg. **8**, 311 (1926). — *Loewy* und *Schroetter:* Wien. med. Wschr. **1925**, Nr 27. — *Mosso, A.:* Arch. Anat. u. Physiol. **1886**, Suppl.-Bd., 37. — *Müller, Helmuth:* Biochem. Z. **186**, 154 (1927). — *Rothmann, St.:* Z. exper. Med. **36**, 398 (1923). — *Schenk, Paul:* Verh. dtsch. Ärztebund Förderg Leibesübgn Tagung Bonn 1925. Jena; Gustav Fischer 1926. — Münch. med. Wschr. **1925**, Nr 48 u. 49; **1928**, Nr 46. — Sitzgsber. Ges. Naturwiss. Marburg **1925**, Februarheft. — Med. Klin. **1926**, Nr 17 u. 18. — Veröff. Heeressanwes. **1928**, H. 83. — Untersuchungen bei der 9. Olympiade in Amsterdam. Berlin: Julius Springer 1929. — Verh. d. 37., 38., 39. u. 41. Kongr. inn. Med. — Sitzgsber. Ges. Naturwissen. Marburg, H. 9. (1928,) Berlin: Otto Elsner — Arbeitsphysiologie 1929. — *Schneider:* Amer. J. Physiol. **81**, 255 (1927). — *v. Schroetter:* Pflügers Arch. **92**, 479 (1902.) — Erg. Physiol. **24**, 517 (1925). — Verh. Klimatologen-Tagung in Davos 1925. — *Schwenkenbecher:* Verh. dtsch. Ges. inn. Med. **1927**, 257 und 281. — *Smith, Edw.:* Proc. roy. Soc. London **9**, Nr 34 (1859). — Philosophic. Transact. **1859**, 715. — *Somerwell, T.:* J. of Physiol. **60**, 282 (1925). — *Speck:* Untersuchungen über die Wirkung körperlicher Anstrengungen. Gekr. Preisschr. Archiv des Vereins für gemeinschaftliche Arbeit zur Förderung der wissenschaftlichen Heilkunde **4** (1860). — Weitere Untersuchungen über die Wirkung körperlicher Anstrengungen. Bd. 6, H. 4. 1862. — Versuche über die Wirkung mäßig kalter Sturzbäder. Ebenda Bd. 5. — Untersuchungen über die willkürlichen Veränderungen des Atemprozesses. Archiv des Vereins für wissenschaftliche Heilkunde Nr 5 u. 6. 1867. — Schriften der Ges. Naturwiss. Marburg **10** (1871). — Arch. f. exper. Path.

11, H. 6 (1874). — Zbl. med. Wissensch. 1876, Nr 17. — Schriften der Ges. Naturwiss. Marburg **11**, 3. Abh. (1877). — Arch. f. exper. Path. **12**, H. 1 (1879). — Pflügers Arch. **19** (1879). — Arch. f. exper. Path. **15**, H. 1 u. 2 (1881). — Dtsch. Arch. klin. Med. **1883**. — Arch. f. exper. Path. **1883**. — Dtsch. Arch. klin. Med. **1884**; **37**, 107 (1885). Z. klin. Med. **12**, H. 5 u. 6. (1887). — Schriften der Ges. Naturwiss. Marburg **12**, 3. Abh. (1889). — Dtsch. Arch. klin. Med. **45**, 461 (1889); **47**, 509 (1891) — Physiologie des menschlichen Atmens nach eigenen Untersuchungen. Leipzig: F. C. W. Vogel 1892. — Z. klin. Med. **43**, 377 (1901). — Erg. Physiol. **2**, 1 (1903). — *Spiro, P.:* Du Bois-Reymond-Archiv 1880, Suppl. zu Bd. 50. — *Terray, P. v.:* Pflügers Arch. **65**, 397 (1897). — *Winterstein:* Med. Klin. **52**, 1196 (1927). — *Zuntz, N.* und *A. Schumburg:* Studien zur Physiologie des Marsches. Bibliothek von *Coler* 1901. — *Zuntz, Loewy, Fr. Müller, Caspari:* Höhenklima und Bergwanderungen. Berlin: Bong u. Cie. 1906.

Lebenslauf.

Am 27. März 1905 wurde ich als Sohn des Frauenarztes Dr. *Friedrich Stähler* und seiner Ehefrau *Hedwig*, geb. *Kruse* zu Siegen in Westfalen geboren. Dortselbst besuchte ich vier Jahre die Volksschule und neun Jahre das Reformrealgymnasium, das ich zu Ostern 1924 mit dem Zeugnis der Reife verließ. Ich bezog die Universität Marburg, um mich dem medizinischen Studium zu widmen und bestand dort im März 1926 nach viersemestrigem Studium die ärztliche Vorprüfung. Die drei ersten klinischen Semester verbrachte ich an den Universitäten Graz (S.S. 1926), München (W.S. 1926/27) und Bonn (S.S. 1927) und kehrte im Wintersemester 1927/28 nach Marburg zurück, wo ich am 8. Juni 1928 nach sechssemestrigem klinischen Studium das Staatsexamen bestand. Seit dem 10. Juni 1929 bin ich als Medizinalpraktikant in der Medizinischen Poliklinik der Universität Marburg tätig.

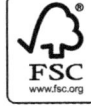

MIX
Papier aus verantwortungsvollen Quellen
Paper from responsible sources
FSC® C105338

If you have any concerns about our products,
you can contact us on
ProductSafety@springernature.com

In case Publisher is established outside the EU,
the EU authorized representative is:
**Springer Nature Customer Service Center GmbH
Europaplatz 3, 69115 Heidelberg, Germany**

Printed by Libri Plureos GmbH
in Hamburg, Germany